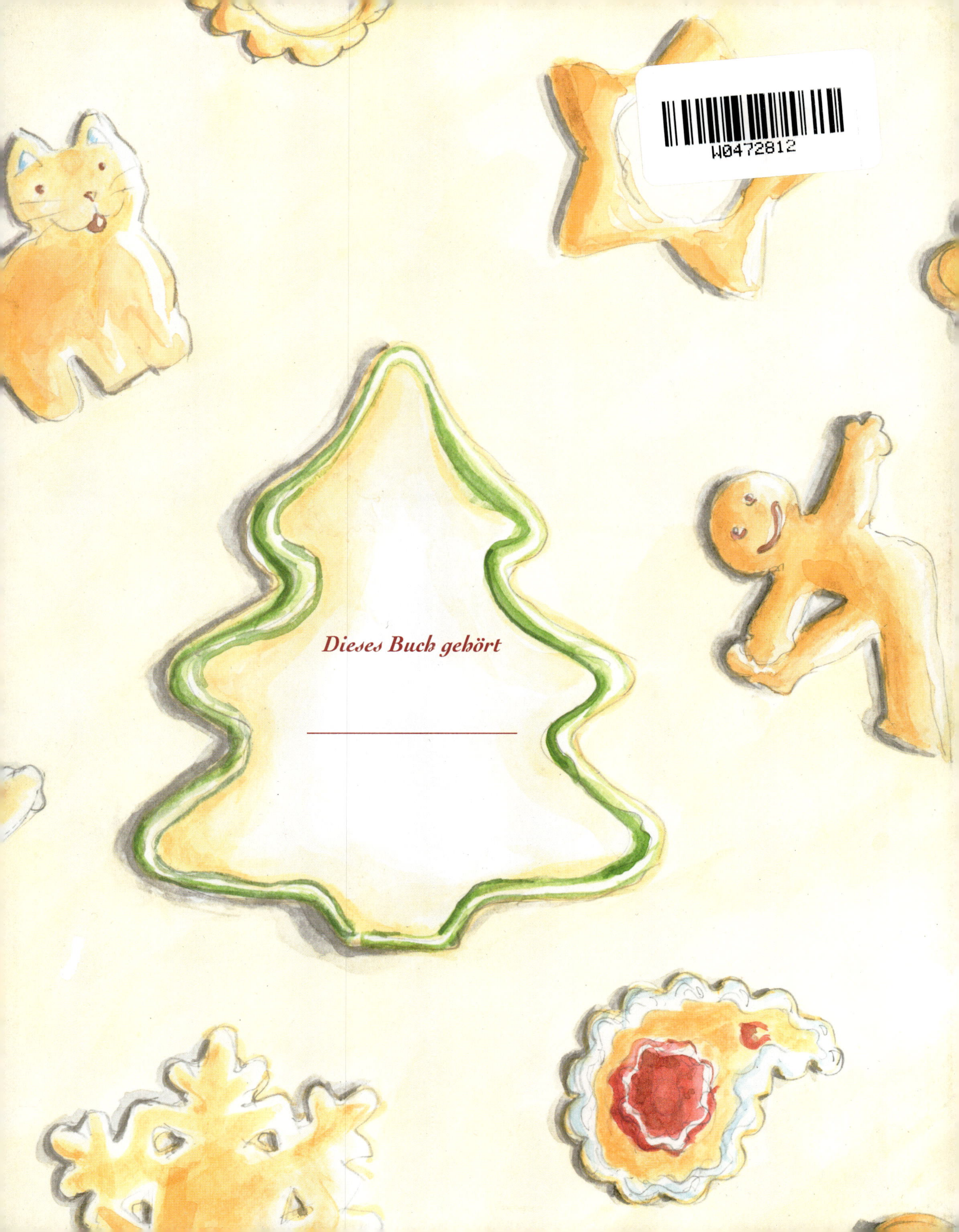
Dieses Buch gehört

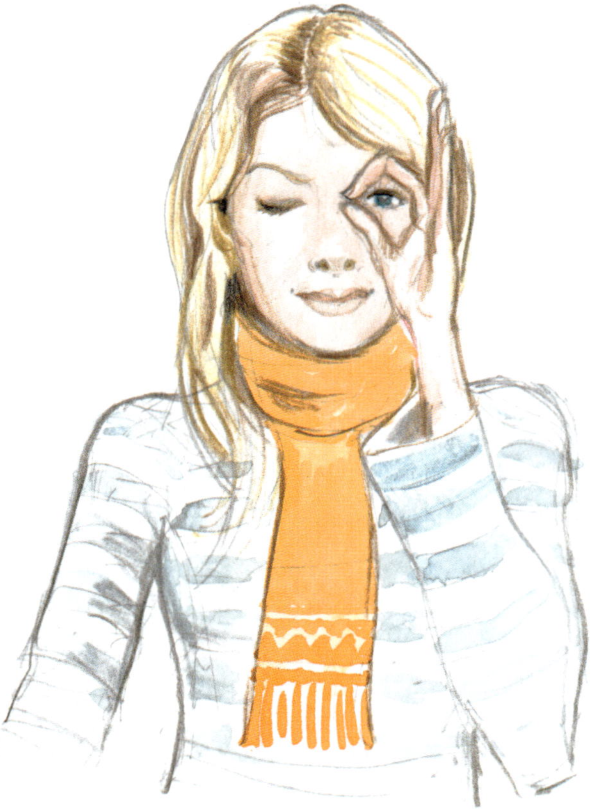

Ursula Karven ist Schauspielerin, Yoga-Lehrerin und am liebsten Mama. Als sie klein war, liebte sie es, Schneemänner zu bauen oder sich in den Schnee zu werfen und Engel in die weiße Landschaft zu zeichnen. Aber wenn es draußen taute und von den Eiszapfen heruntertropfte, wurde Ursula immer ganz traurig. Sie dachte, dass die Eiszapfen Eismännchen sind, die weinen, weil der Winter zu Ende geht. Heute weiß sie, dass das Leben eben genauso ist: dass Dinge vergehen und dafür neue kommen. Und dass dies auch mit Gefühlen und Gedanken so ist. Seit Ursula Yoga übt, fällt es ihr leichter, loszulassen und dem Leben mit offenem Herzen zu begegnen. Weil sie dieses Gefühl gerne teilen möchte, schreibt sie Bücher über Yoga. «Sinas Yogakatze und der singende Weihnachtsbaum» ist Ursulas zweites Kinderbuch. Das erste hieß «Sina und die Yogakatze», und das dritte Kinderbuch arbeitet schon längst in ihrem Kopf. Für Erwachsene hat Ursula übrigens auch schon Bücher geschrieben: «Yoga für die Seele» und «Yoga für dich», und eine DVD «Power Yoga» gemacht. Außerdem gehört Ursula eine eigene Schule zum Yoga-Lernen (www.yogayou.com) auf der Insel Mallorca, auf der sie mit ihrem Mann James, ihren Söhnen Christopher und Liam und vielen, vielen Tieren lebt.

Ursula Karven

Sinas Yogakatze und der singende Weihnachtsbaum

Mit Illustrationen von Axel Raatz

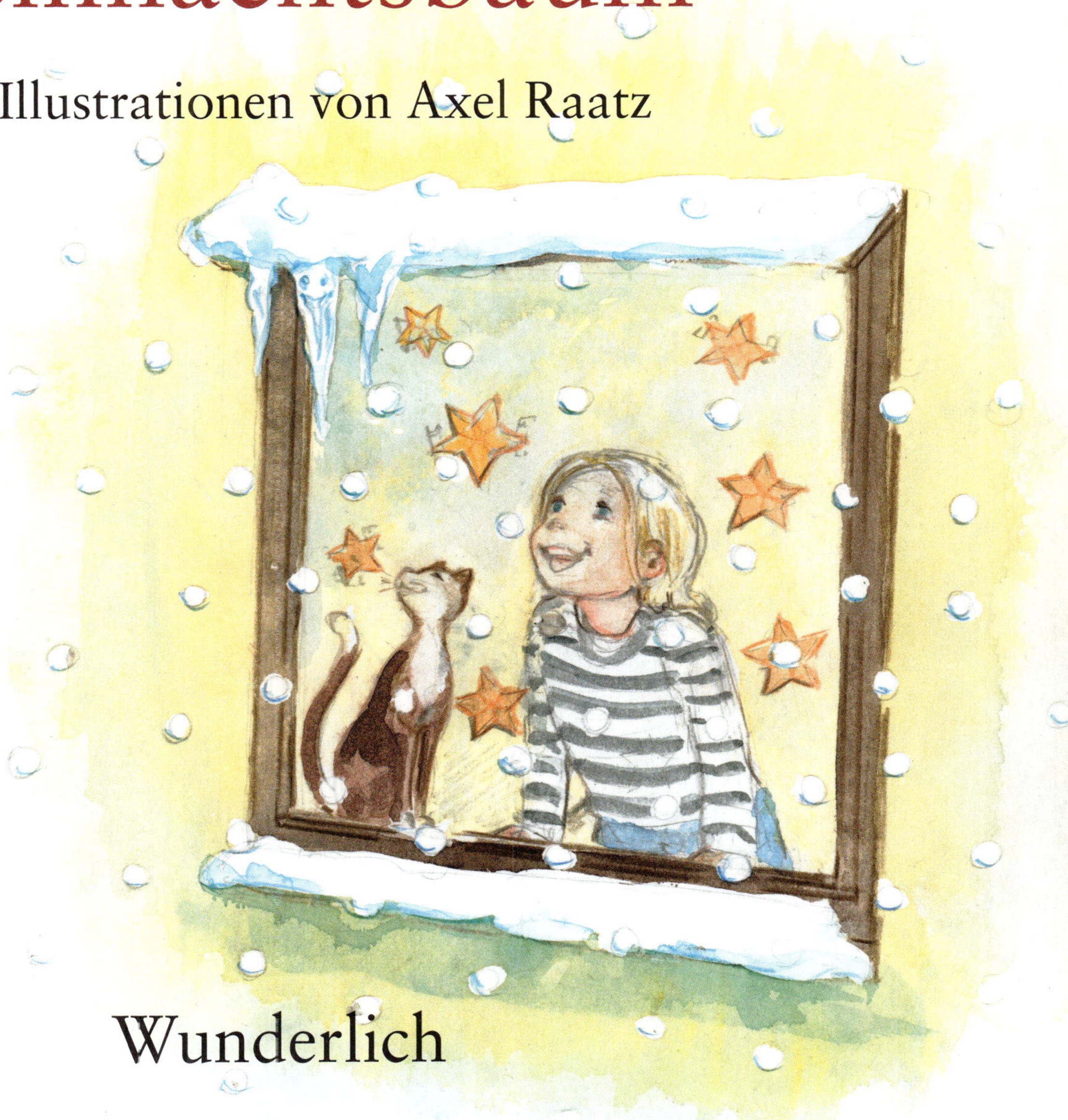

Wunderlich

Es war ein wunderschöner Wintertag. In der Nacht war der erste Schnee gefallen, und Sina war sofort nach dem Aufstehen in den Garten gerannt. Schließlich gab es viel zu tun. «Es war einmal ein Königreich, das war von oben bis unten aus Schnee», summte sie, während sie große Schneekugeln rollte. Mama und Papa und Lukas staunten. Denn in jeder Gartenecke baute Sina kleine Türmchen und Schneemänner und Schneekatzen.

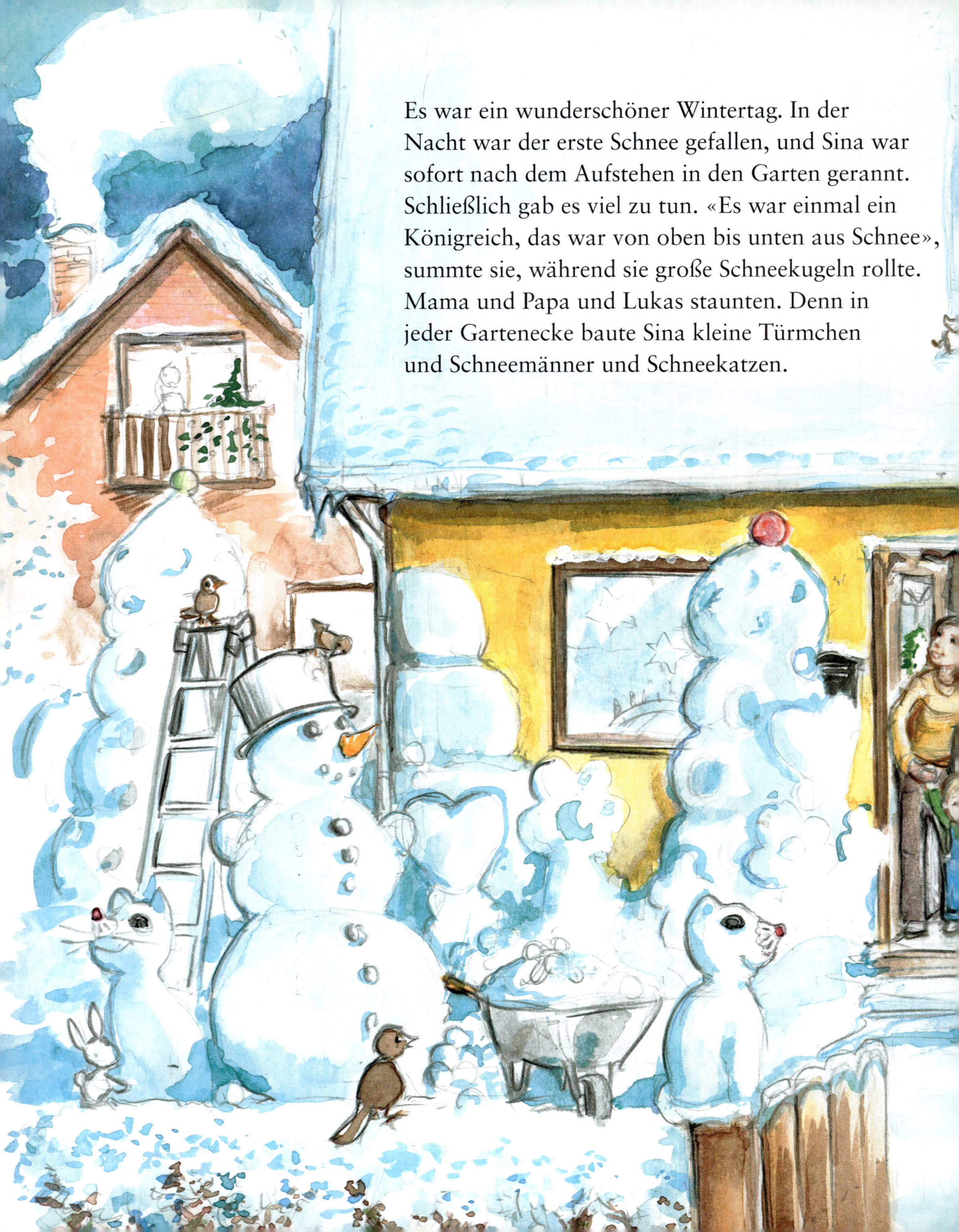

«Ich finde, der Winter ist die schönste Jahreszeit, die es gibt, und du?», fragte Sina einen Schneemann. Und obwohl der nicht antwortete, wusste sie, dass er genau ihrer Meinung war. «Puh, ist mir warm», stöhnte Sina nach einer Weile. Bei ihren Schneebauarbeiten war sie richtig ins Schwitzen geraten.

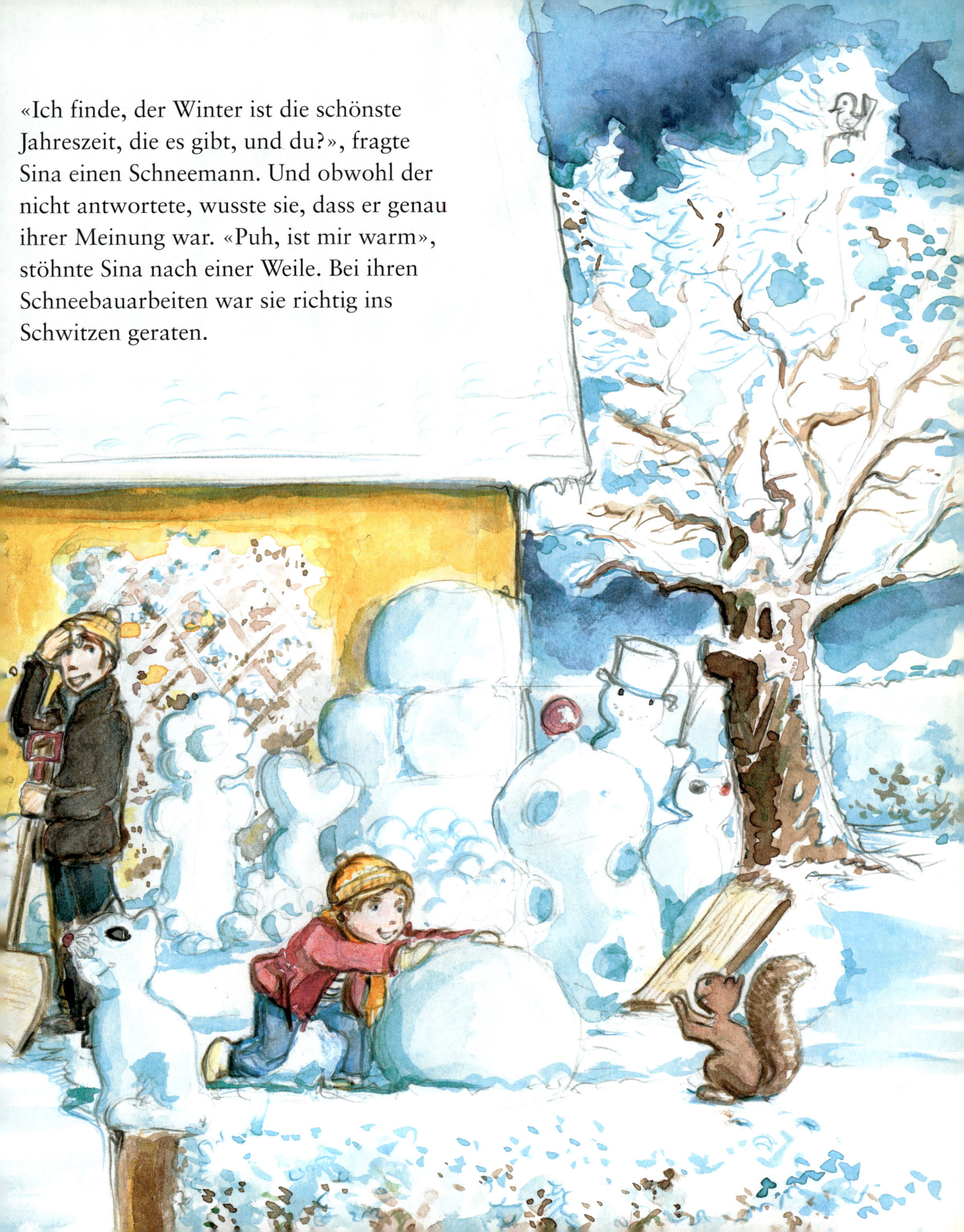

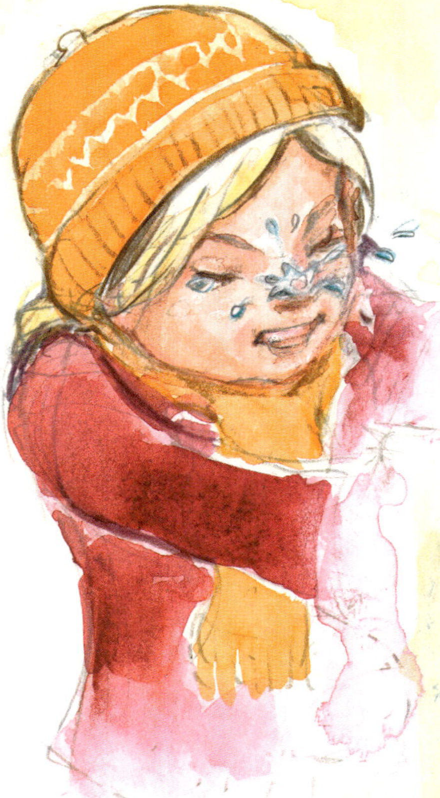

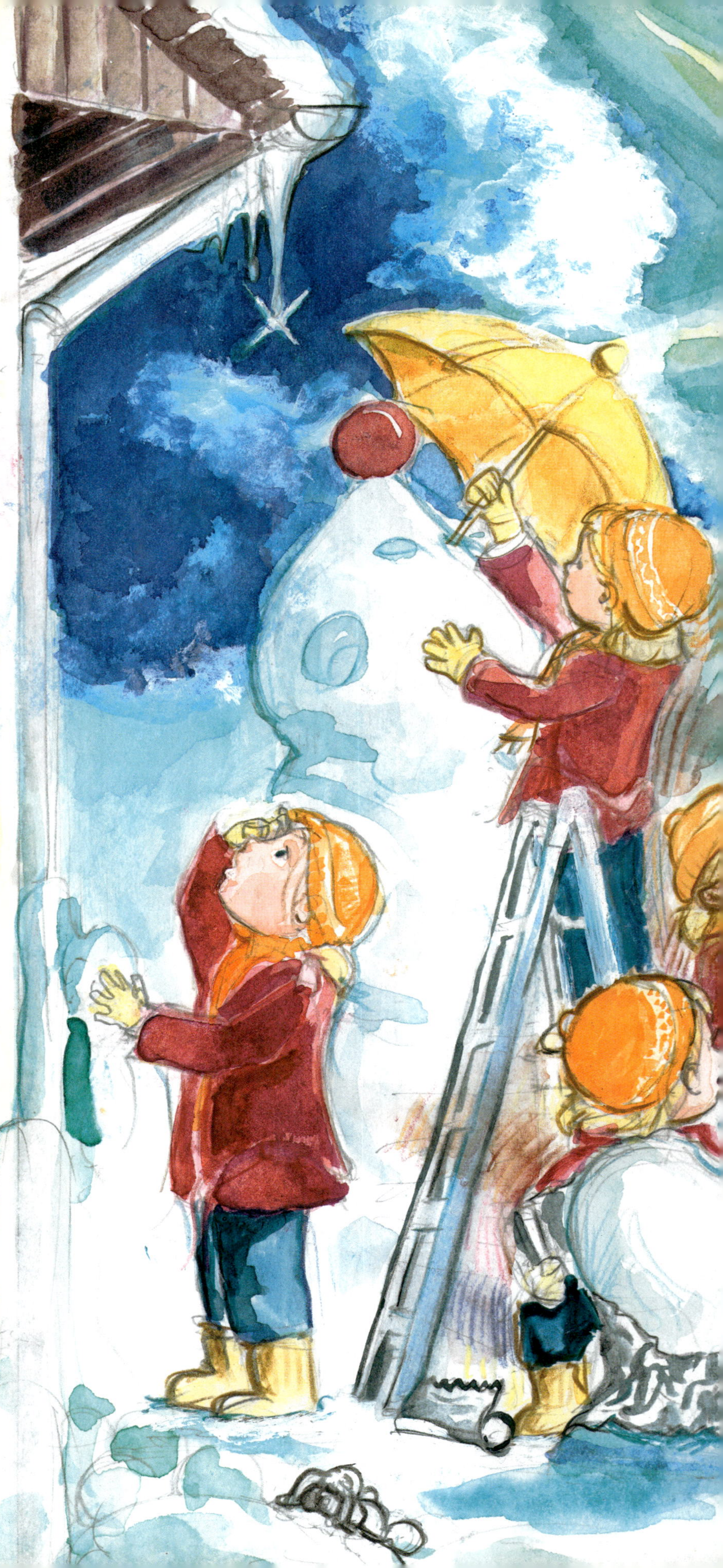

Ein paar Stunden später allerdings geriet nicht nur Sina, sondern ihr ganzes Winterreich ins Schwitzen. Die Sonne war zwischen den Wolken aufgetaucht, und überall tropfte es. Sina flitzte hin und her, um ihre kleine Welt vor dem Untergang zu bewahren, aber nichts half.

«Seit wann tragen Schneemänner denn Sonnenbrillen?», fragte Max, der mit Edith und Anton am Gartenzaun stand. «Seit mein Winterreich angegriffen wird», rief Sina völlig außer Atem. «Ich muss es retten!»
«So ein Quatsch, Schnee schmilzt nun mal, wenn es zu warm ist», sagte Anton. «Dagegen kann man gar nichts machen.» – «Das weiß doch wohl jedes Baby!», sagte Edith und die drei fingen an zu lachen …

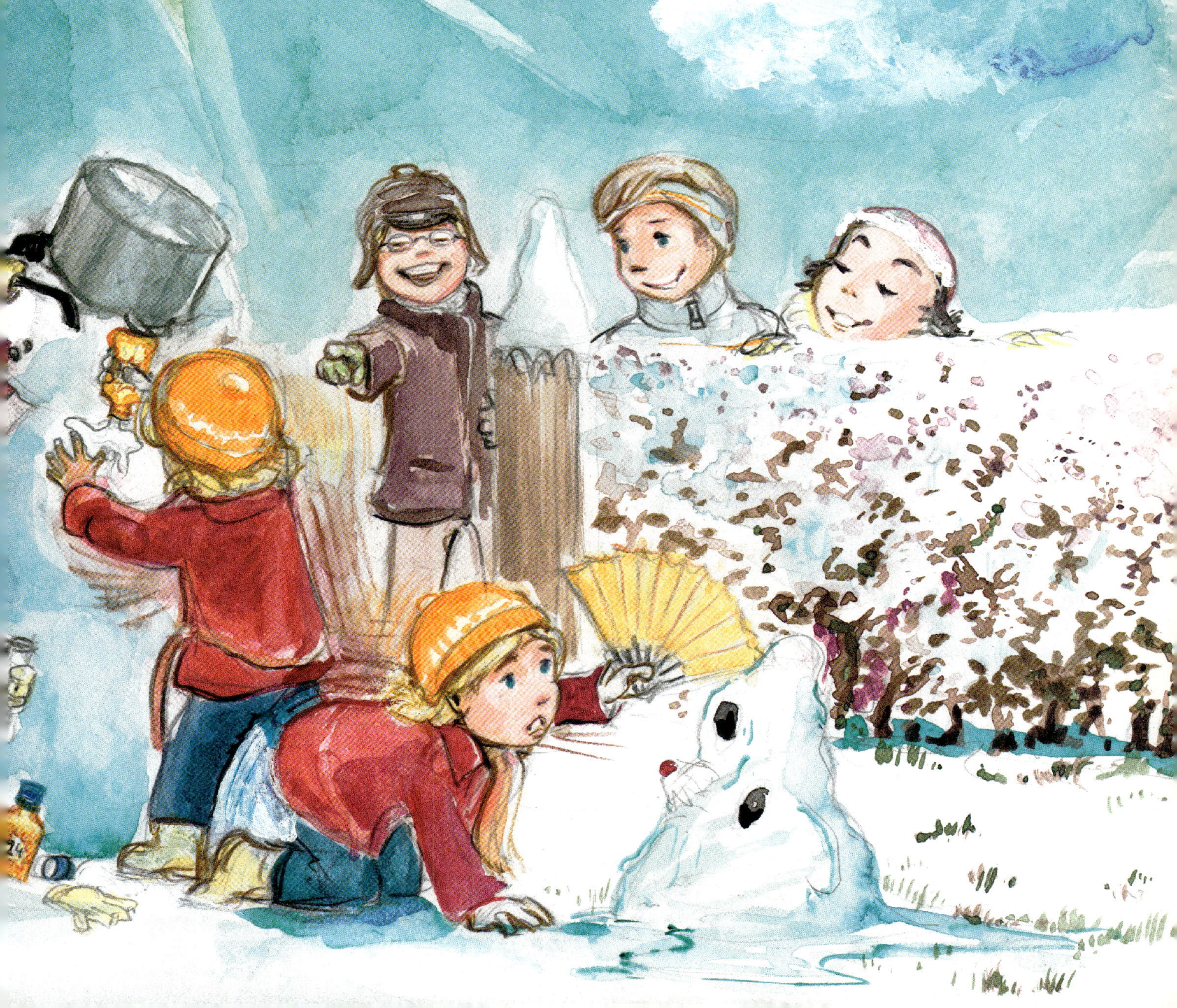

… Sina kam sich ziemlich doof vor. Bis eben war noch alles wunderbar und ein großer Spaß gewesen. Sie hatte mit den Schneemännern gesprochen und auch mit den Eismännchen, die von der Dachrinne herunterhingen. Doch plötzlich war alles vorbei, und Sina sah selbst aus wie ein tropfendes Eismännchen. Nicht einmal ihr kleiner Bruder Lukas konnte sie aufheitern.

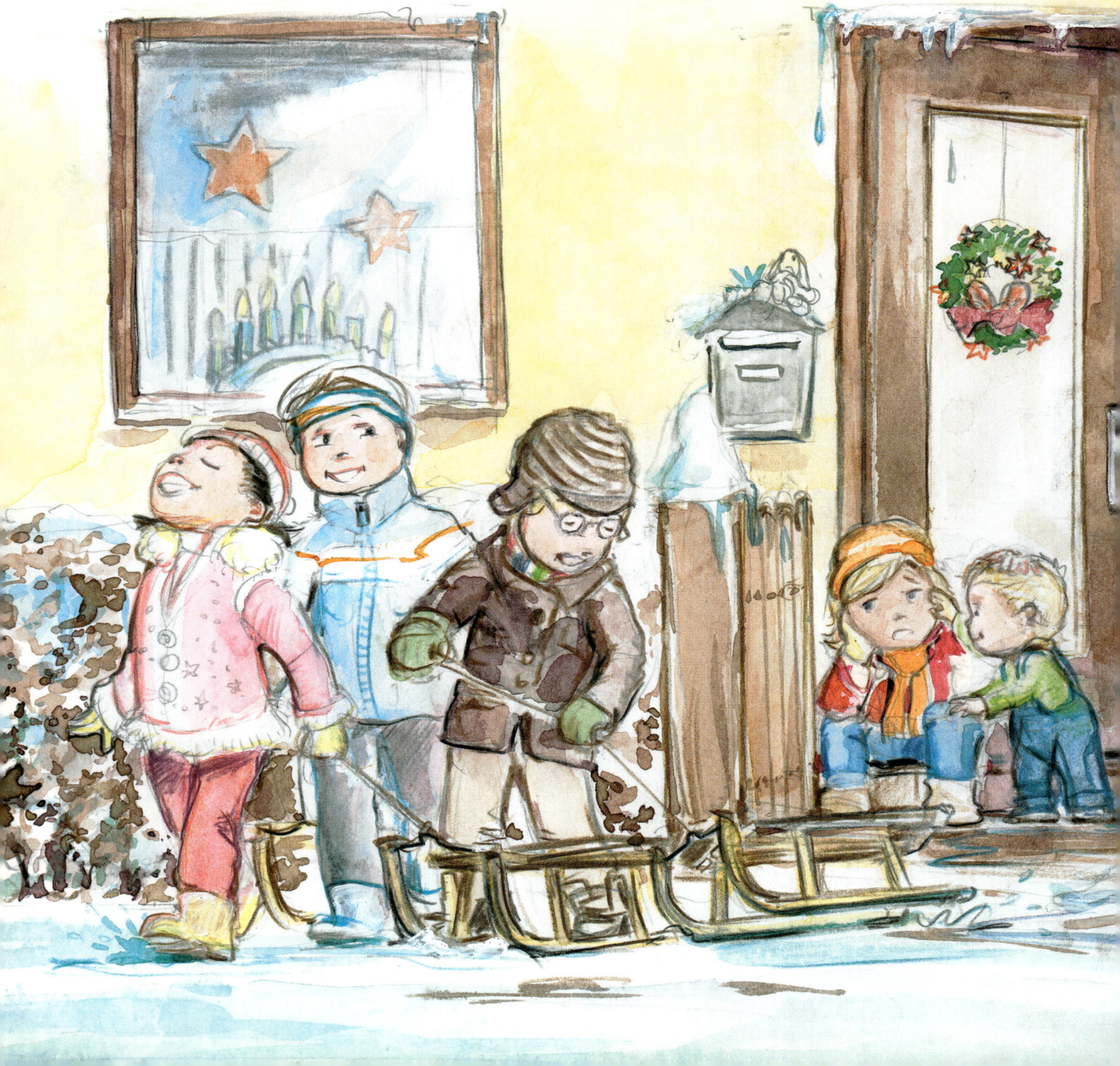

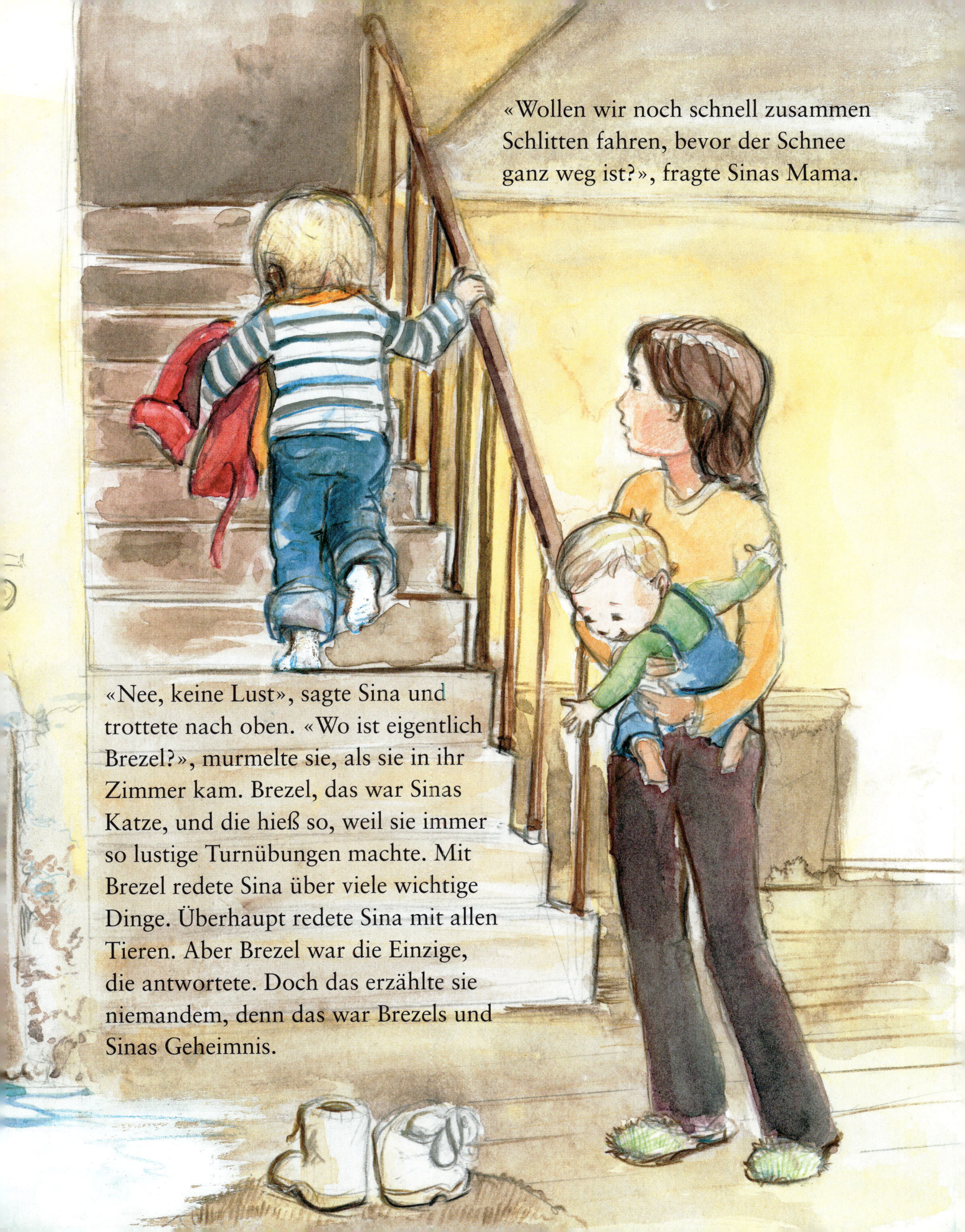

«Wollen wir noch schnell zusammen Schlitten fahren, bevor der Schnee ganz weg ist?», fragte Sinas Mama.

«Nee, keine Lust», sagte Sina und trottete nach oben. «Wo ist eigentlich Brezel?», murmelte sie, als sie in ihr Zimmer kam. Brezel, das war Sinas Katze, und die hieß so, weil sie immer so lustige Turnübungen machte. Mit Brezel redete Sina über viele wichtige Dinge. Überhaupt redete Sina mit allen Tieren. Aber Brezel war die Einzige, die antwortete. Doch das erzählte sie niemandem, denn das war Brezels und Sinas Geheimnis.

«Brezel, wo steckst du?», flüsterte Sina. Brezel lag im Korb mit den Kuscheltieren, schlief tief und fest und träumte von Indien, einem fernen Land, in dem sehr viele Katzen und Menschen jeden Tag Yoga machen. «Breeeezel!», rief Sina jetzt ganz laut. «Was ist denn nun los?», fragte Brezel schlaftrunken.
«Max, Anton und Edith haben mich ausgelacht», sagte sie traurig. «Nanu», sagte Brezel verwundert. «Wie kommt denn so was?» Und da erzählte Sina, wie sie das Winterreich aus Schnee gebaut hatte, es sich einfach aufgelöst und die Kinder über sie gelacht hatten.
«Haben die denn etwa keine Phantasie?», fragte Brezel empört. «Weiß nicht», sagte Sina. «Auf jeden Fall wissen die immer alles besser als ich.»

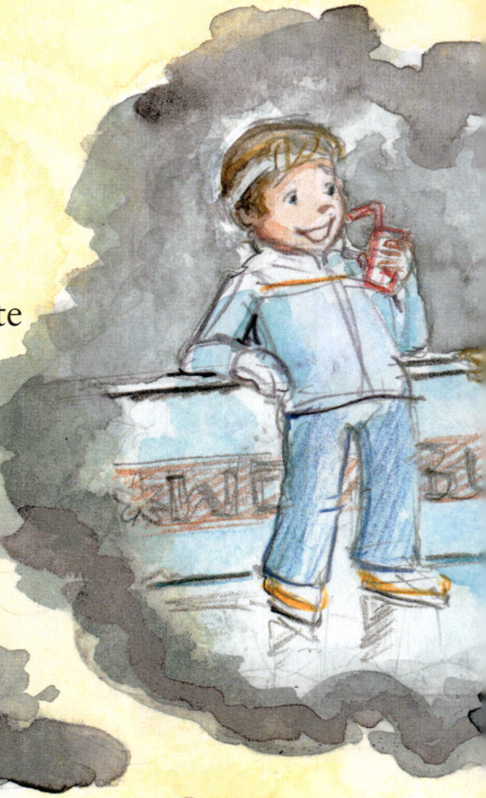

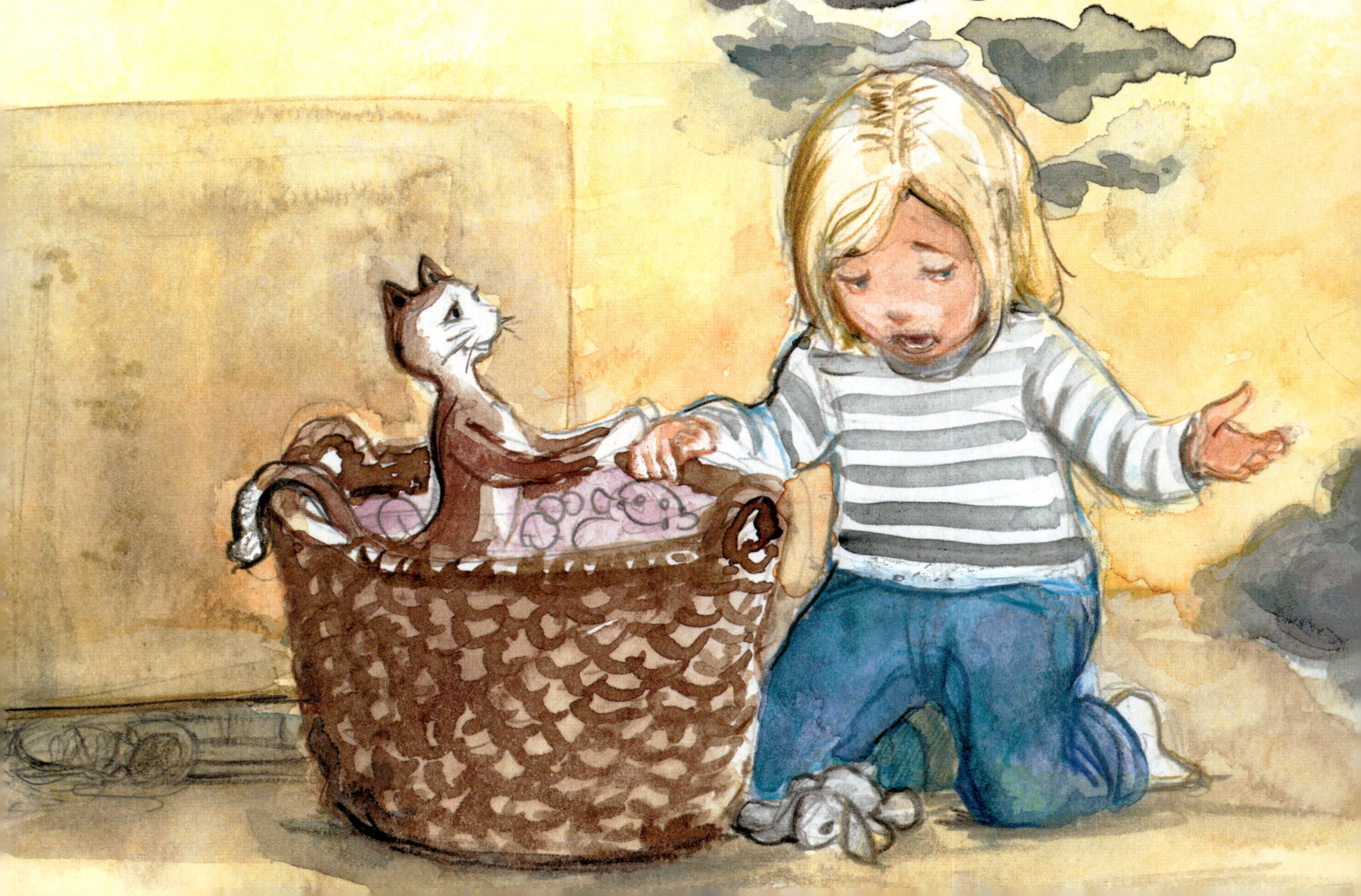

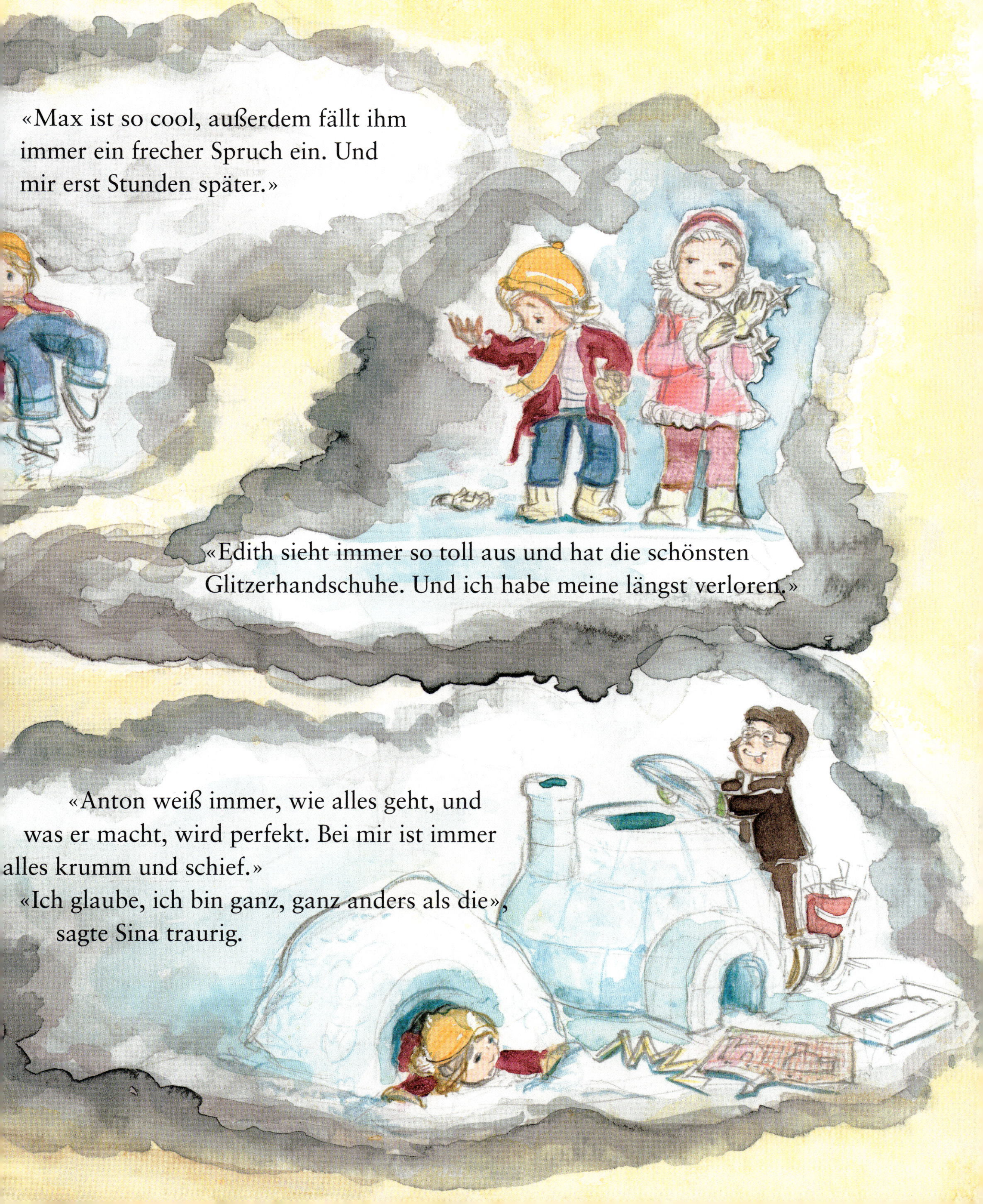

«Max ist so cool, außerdem fällt ihm immer ein frecher Spruch ein. Und mir erst Stunden später.»

«Edith sieht immer so toll aus und hat die schönsten Glitzerhandschuhe. Und ich habe meine längst verloren.»

«Anton weiß immer, wie alles geht, und was er macht, wird perfekt. Bei mir ist immer alles krumm und schief.»

«Ich glaube, ich bin ganz, ganz anders als die», sagte Sina traurig.

«Und wenn du willst», sagte Brezel, «kannst du jetzt noch den Bogen im Stehen ausprobieren. Geh erst noch einmal in die Vorübung. Wenn du ganz sicher und fest stehst, bringe das angewinkelte Bein nach hinten und oben und halte es dabei mit der Hand fest. Gleichzeitig beugst du den Oberkörper mit dem ausgestreckten Arm nach vorn. Aber immer nur so weit, dass du das Gleichgewicht noch halten kannst. Fünfmal tief und sanft durch die Nase ein- und ausatmen. Dann den Arm und das Bein wechseln und die Übung zur anderen Seite ausführen.»

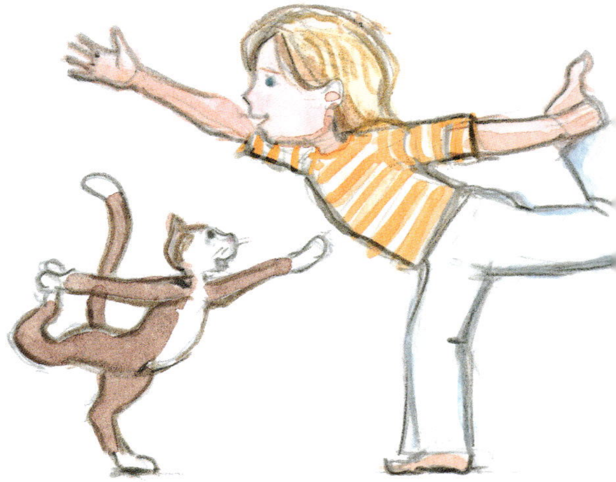

Schwingende Brezel

«Puh, das war anstrengend!», sagte Brezel. «Zur Belohnung kommt jetzt meine Lieblingsübung, die Schwingende Brezel! Zuerst verbrezeln wir die Beine: Nimm deinen rechten Fuß und bringe ihn an deine linke Leiste. Dann nimm den linken Fuß und bringe ihn an deine rechte Leiste. Nun siehst du aus wie eine Brezel. Und jetzt geht's weiter: Mach die Arme ganz lang und stark und versuche einmal mit der Kraft deiner Arme, deinen Po vom Boden hochzuheben und ein bisschen vor und zurück zu schaukeln.»

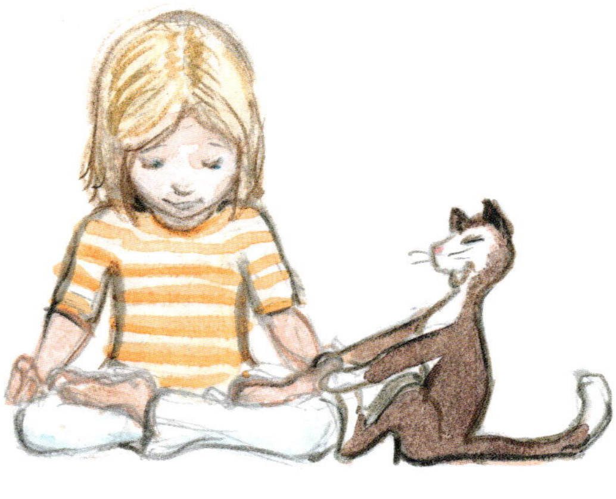

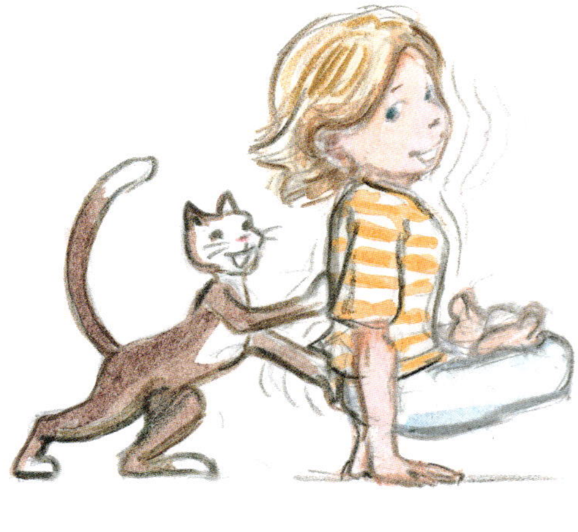

Mutmacher

Katzendehnung auf zwei Beinen

«Wir machen jetzt erst einmal eine Katze aus dir», sagte Brezel. «Und zwar eine, die anders ist als andere Katzen, weil sie auf zwei Pfoten balanciert. Pass auf, das geht so: Stelle dich auf alle viere, und dann strecke erst den linken Arm ganz lang und gerade nach vorn. Dann hebe das rechte Bein und strecke es ganz weit und gerade nach hinten. Bleibe in dieser Stellung stehen, dehn dich von den Zehen bis zu den Fingerspitzen und atme dabei fünfmal ganz tief durch die Nase ein und aus. Dann komm zurück auf alle viere und wiederhole die Übung mit dem anderen Arm und dem anderen Bein.»

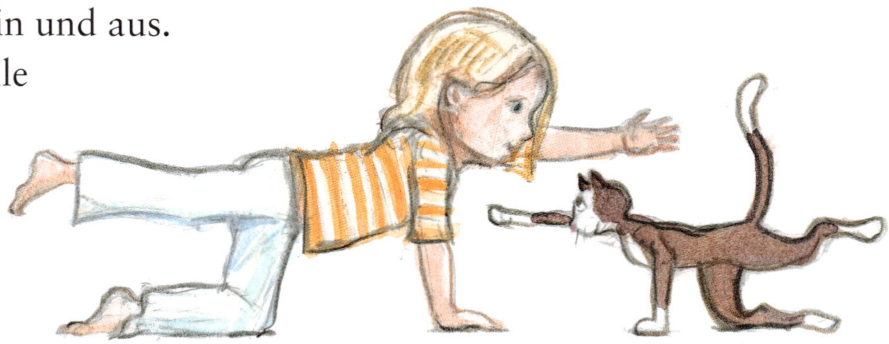

Vorübung zum Bogen im Stehen und Bogen im Stehen

«Und jetzt kommt eine ganz stolze Übung», sagte Brezel. «Sie heißt Bogen im Stehen. Zuerst machen wir die Vorübung: Stell dich aufrecht hin und verlagere dein Gewicht auf den linken Fuß. Winkle dein rechtes Bein an und greife deinen rechten Fuß mit der rechten Hand. Jetzt hebe den linken Arm und strecke ihn ganz weit nach oben. Atme tief ein und aus. Wechsle nach einer Weile das Bein. Verlagere dein Gewicht auf deinen rechten Fuß, winkle das linke Bein an und strecke den rechten Arm ganz weit nach oben. Tief ein- und ausatmen nicht vergessen!»

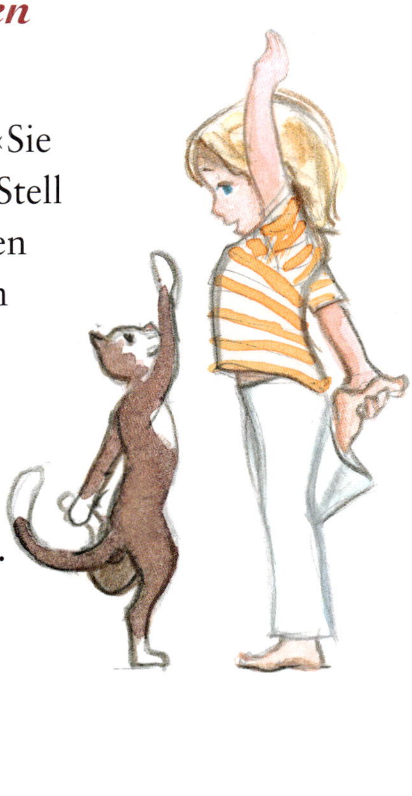

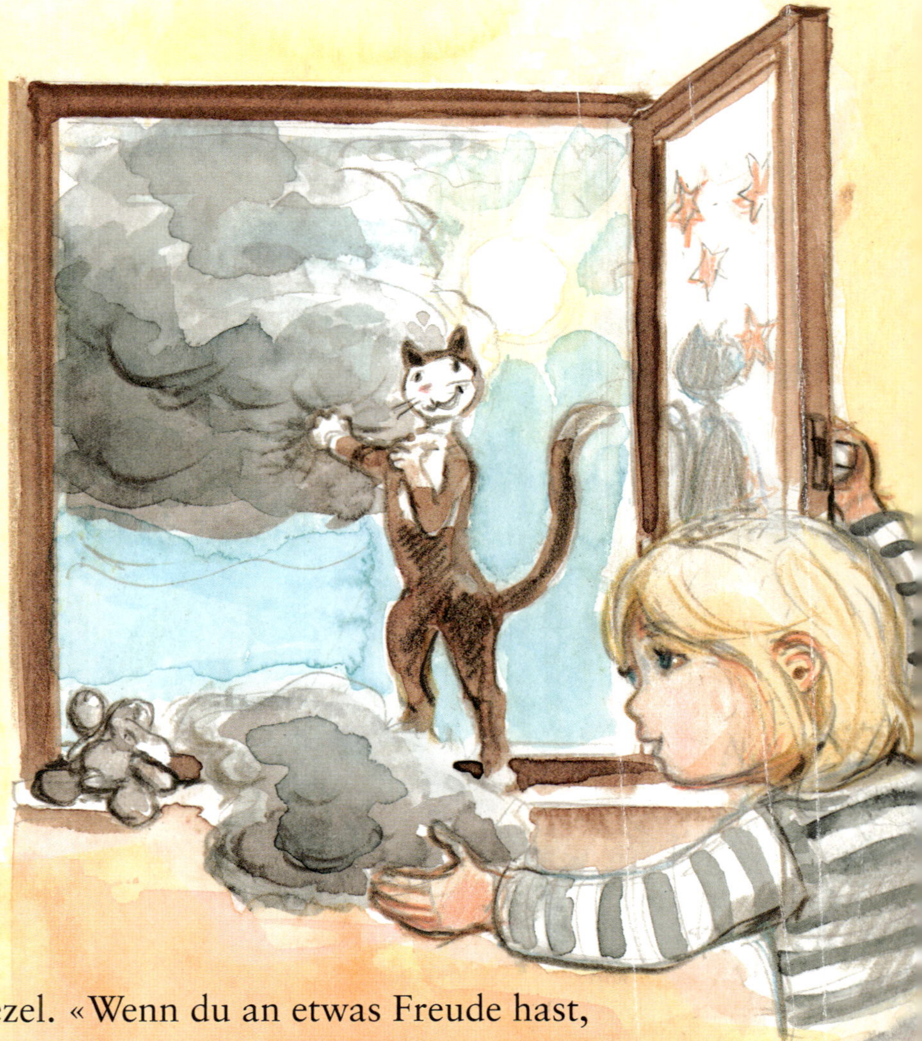

«Ja, was denn sonst!», rief Brezel. «Klar bist du anders. Das ist doch das Tolle an dir! Dich gibt es nur ein einziges Mal auf der Welt.
Du bist du –
und das ist gut so!»
Sina verstand nicht ganz, was Brezel damit sagen wollte.
«Ja, aber ...», stotterte sie.
«Jetzt hör mir mal zu», sagte Brezel. «Wenn du an etwas Freude hast, ist es nicht wichtig, was die anderen darüber denken. Wichtig ist nur, dass du das, was du tust, gern machst. Dann haben die anderen auch Freude daran, du wirst schon sehen.»
Sina zögerte.
«Auch wenn man ganz anders ist als andere Kinder?», fragte sie leise.
«Ganz genau. Auch wenn man ganz anders ist», sagte Brezel. «Genau das macht dich doch so besonders.»
«Stimmt eigentlich», überlegte Sina. «Du bist ja auch ganz anders als andere Katzen.»
«Siehste», sagte Brezel. «Und jetzt zeige ich dir mal, was helfen kann, mehr Mut zu haben und sich nicht mehr von anderen verunsichern zu lassen.»

Nach den Übungen fühlte sich Sina schon ein wenig besser. «Wenn man Kummer hat, sollte man sich etwas Gutes tun», sagte Brezel. «Das hebt die Laune und kann nie schaden.» Und schon hatte Brezel Sina eine Socke vom Fuß geklaut und sie sich über den Kopf gestülpt. «Ich weiß, was wir jetzt machen», sagte Brezel. «Nämlich Kekse backen!»
Schließlich war bald Weihnachten, und Weihnachten ohne Kekse war noch schlimmer als schmelzender Schnee und tropfende Eismännchen, fand Brezel. «Ich kenne nämlich ein Geheimrezept für Yogakekse. Das kommt von meinem Lieblingsonkel aus Indien.»
«Au ja!», rief Sina begeistert.

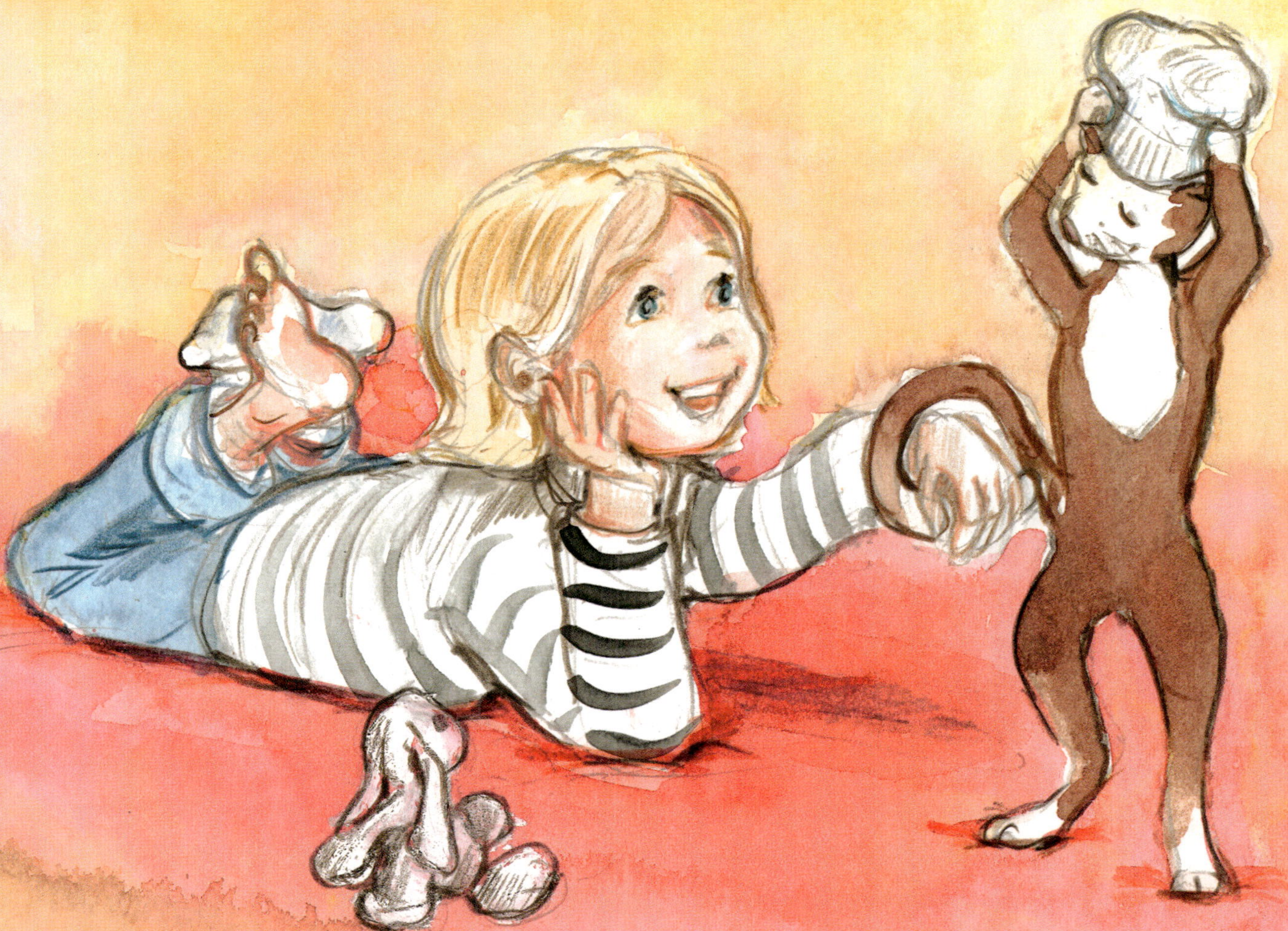

«Auf die Plätzchen, fertig, los», sagte Sina, und dann legten die beiden los, dass die Eier nur so krachten und das Mehl nur so staubte. «Das werden die tollsten Yogakekse, die Mama und Papa und Lukas jemals gegessen haben», jubelte sie, mixte Eier, Mehl, Zucker und alles, was dazugehörte, zusammen und rollte den Teig auf dem Küchentisch aus. «Stimmt genau», sagte Brezel, während sie von dem Teig naschte und Sina fleißig Brezeln und Sterne und Katzen und kleine Männchen formte. Sie war so in ihre Arbeit vertieft, dass sie gar nicht bemerkte, wie Anton, Max und Edith neugierig zum Fenster hereinschauten.

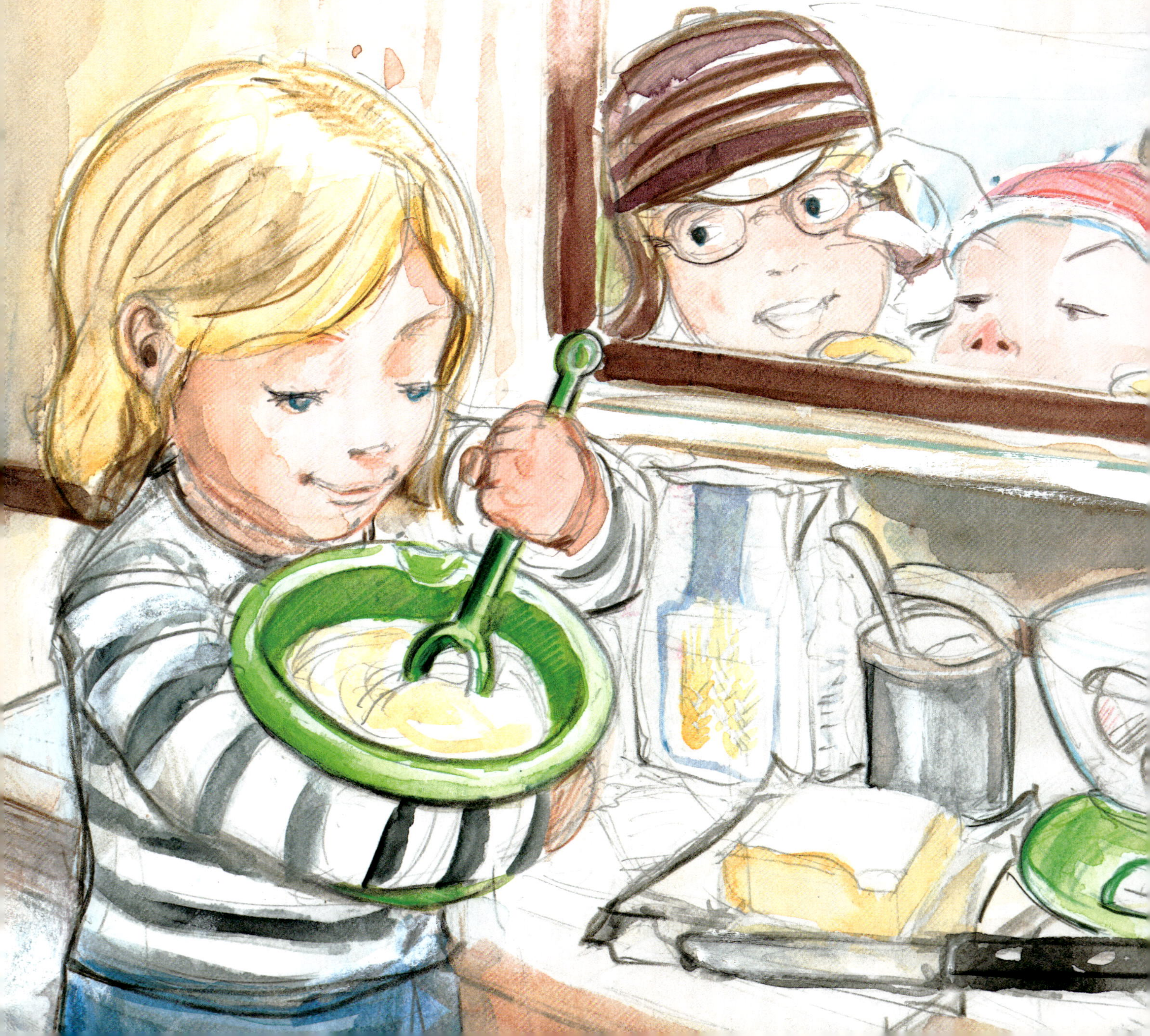

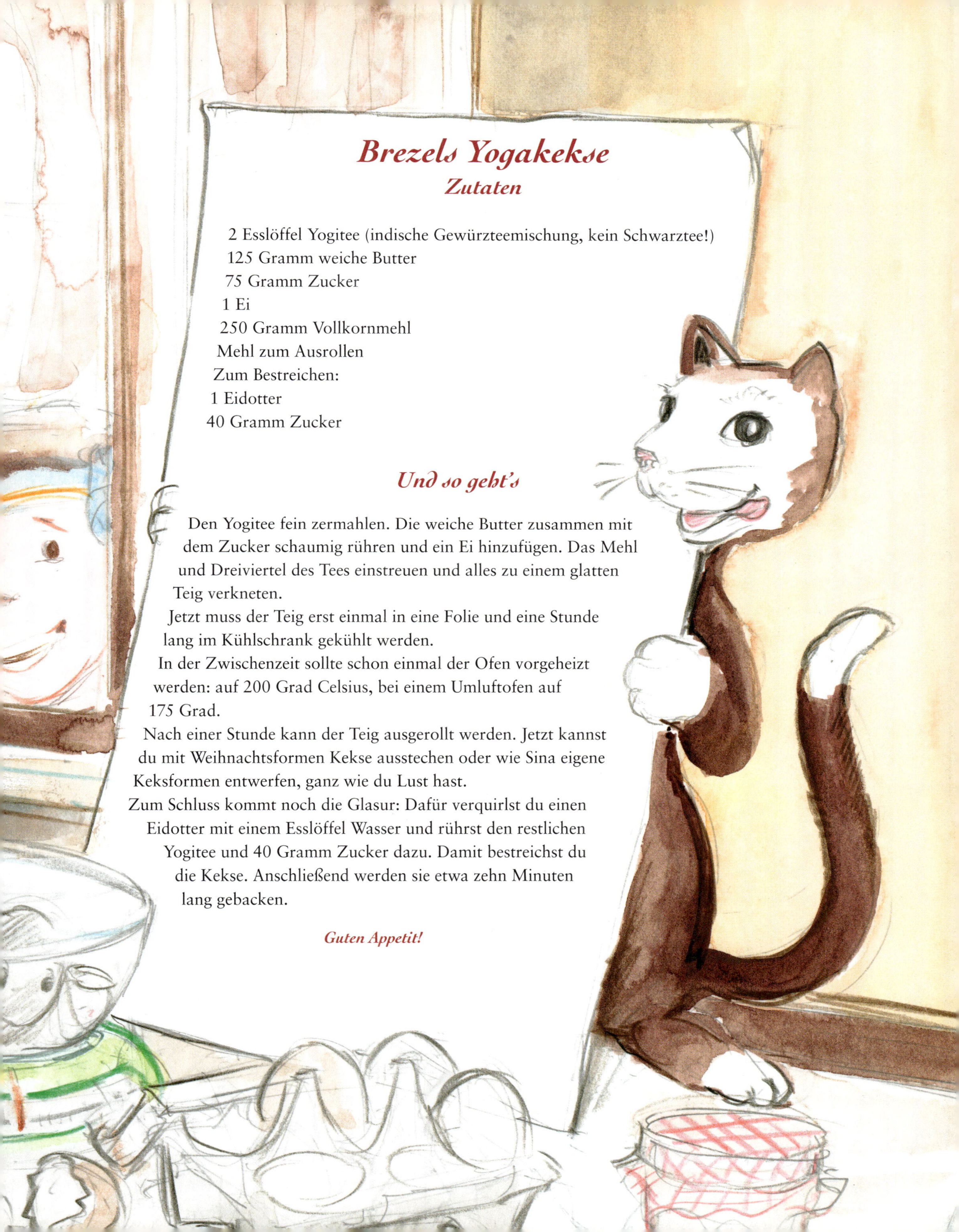

Brezels Yogakekse

Zutaten

2 Esslöffel Yogitee (indische Gewürzteemischung, kein Schwarztee!)
125 Gramm weiche Butter
75 Gramm Zucker
1 Ei
250 Gramm Vollkornmehl
Mehl zum Ausrollen
Zum Bestreichen:
1 Eidotter
40 Gramm Zucker

Und so geht's

Den Yogitee fein zermahlen. Die weiche Butter zusammen mit dem Zucker schaumig rühren und ein Ei hinzufügen. Das Mehl und Dreiviertel des Tees einstreuen und alles zu einem glatten Teig verkneten.

Jetzt muss der Teig erst einmal in eine Folie und eine Stunde lang im Kühlschrank gekühlt werden.

In der Zwischenzeit sollte schon einmal der Ofen vorgeheizt werden: auf 200 Grad Celsius, bei einem Umluftofen auf 175 Grad.

Nach einer Stunde kann der Teig ausgerollt werden. Jetzt kannst du mit Weihnachtsformen Kekse ausstechen oder wie Sina eigene Keksformen entwerfen, ganz wie du Lust hast.

Zum Schluss kommt noch die Glasur: Dafür verquirlst du einen Eidotter mit einem Esslöffel Wasser und rührst den restlichen Yogitee und 40 Gramm Zucker dazu. Damit bestreichst du die Kekse. Anschließend werden sie etwa zehn Minuten lang gebacken.

Guten Appetit!

«Dürfen wir mitmachen?», fragte Edith, die kurz darauf mit Anton und Max mitten in der Küche stand. «Warum nicht», antwortete Sina. «Was sind denn das für Kekse?», wollte Anton wissen. «Yogakekse», sagte Sina.
«Was sind denn Yogakekse?», fragte Max. «Na, das hier», erwiderte Sina, und Anton, Max und Edith fanden, dass es sehr schöne Kekse waren. «Woher weißt du denn, wie die gehen?», fragte Max. «Von meiner Katze», sagte Sina und erschrak, weil ihr aus Versehen das Geheimnis rausgerutscht war. Aber Max fing an zu kichern. «Ja, genau, und mein Kaninchen kann Karate», sagte er. Er fand, dass Sina einen sehr guten Spruch gemacht hatte.
«Eins, zwei, drei, Weihnachtsbäckerei!», rief Sina. und gemeinsam mixten und rollten und formten die vier den Teig und verzierten die Kekse mit Marmelade, Schokolade und Streuseln und allem, was sie finden konnten. Edith formte Engelchen, Anton Dinosaurier und Max Rennschlitten.
«Ich finde deine Plätzchen am schönsten», sagte Anton zu Sina.

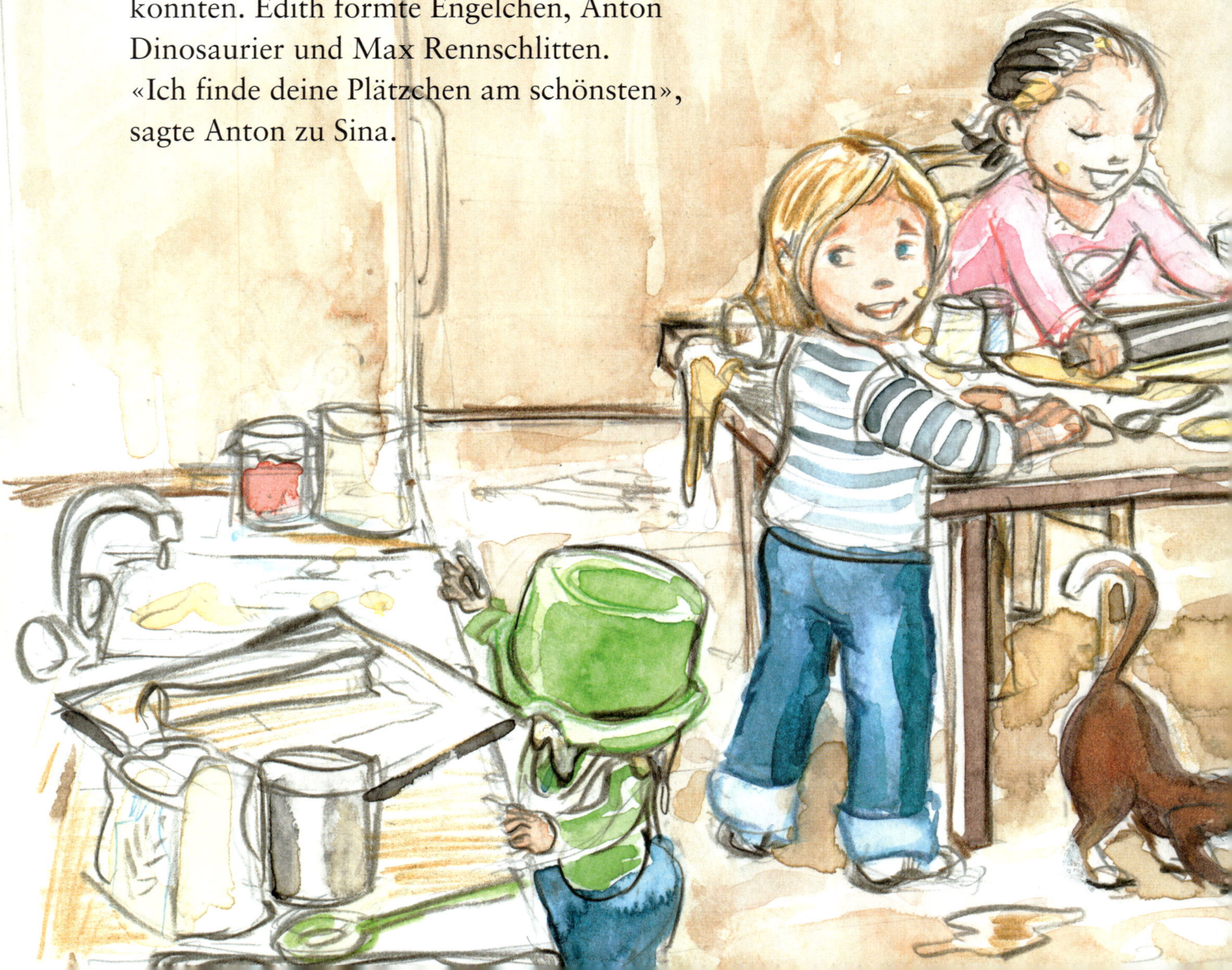

In diesem Moment kam Sinas Mutter herein. «Um Himmels willen, was macht ihr denn hier?», rief sie, als sie die bekleckerten Kinder sah. «Yogakekse!», antworteten alle im Chor und strahlten wie die Honigkuchenpferde. Und weil die Kinder so lustig waren und die Kekse auch, lachte Sinas Mutter, obwohl die Küche furchtbar aussah.

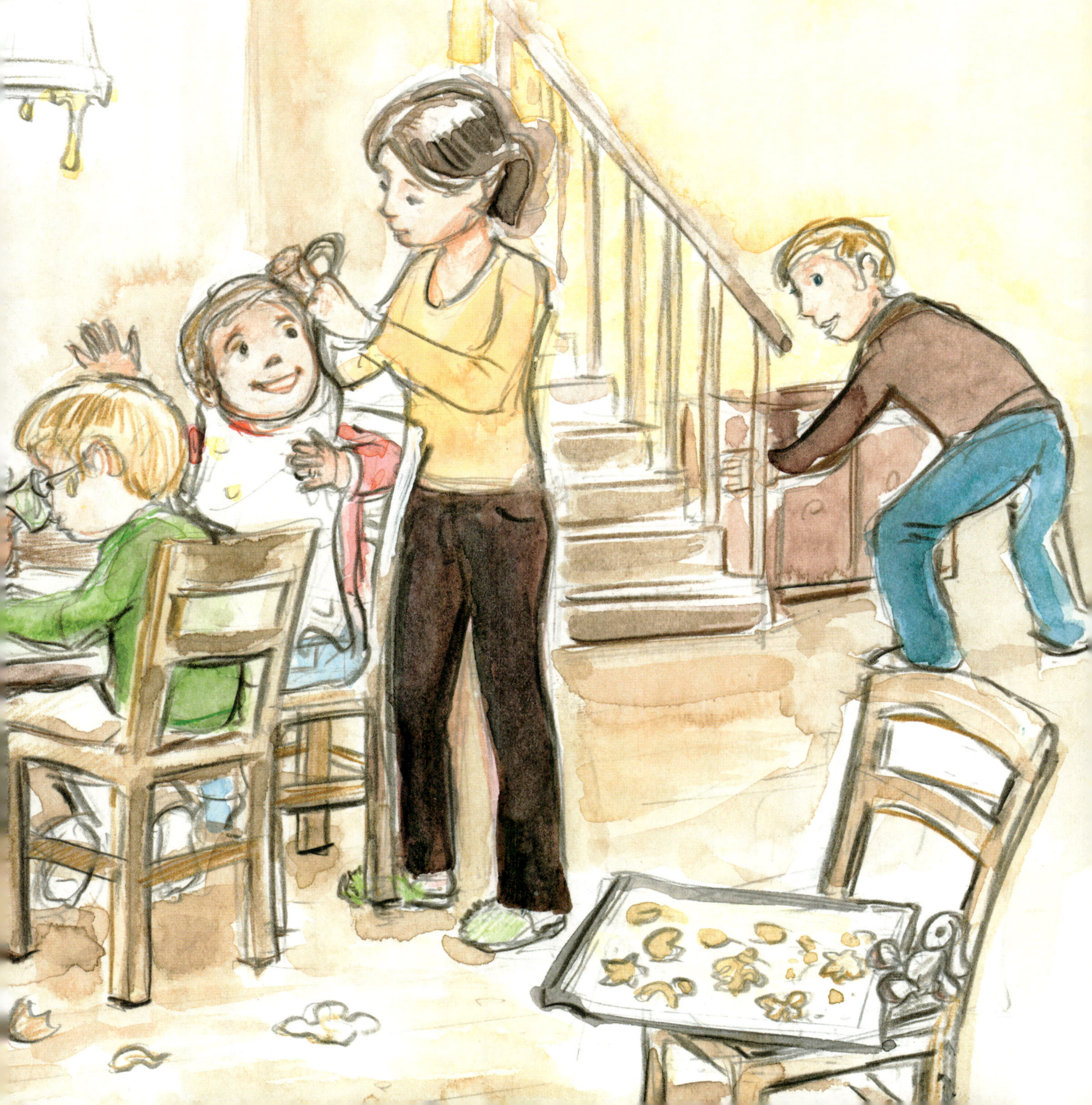

«Die müssen alle in den Ofen», sagte Sina stolz, und ihre Mama wurde zur Bäckermeisterin und half den Kindern, ein Blech nach dem anderen in den Ofen zu schieben. Dafür halfen die Kinder auch alle beim Aufräumen. Überall fanden sie Mehl- und Teigklumpen. Sogar in Ediths Glitzerhandschuhen, auf Antons Brillenrand und in Papas Pantoffeln …

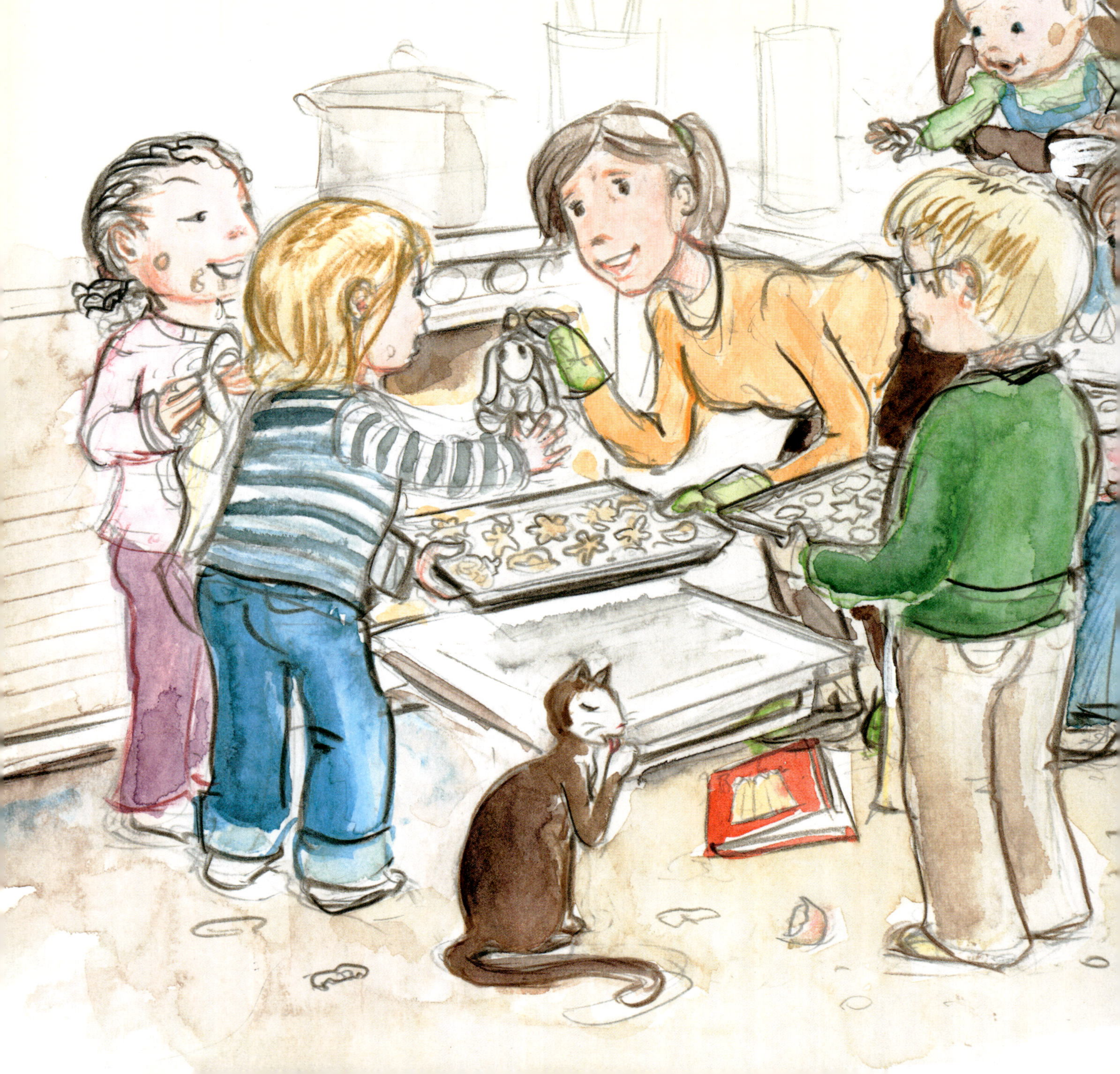

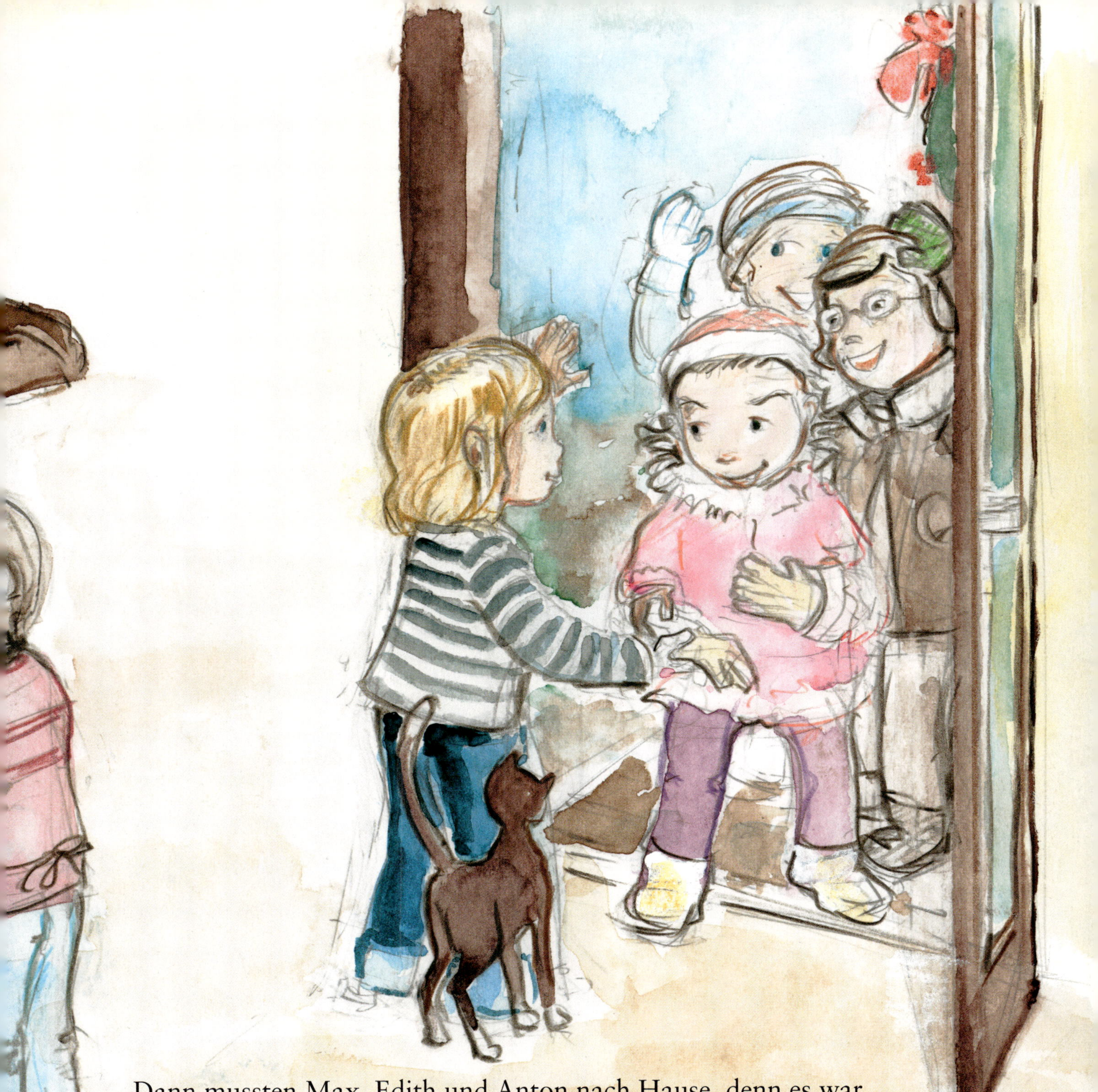

Dann mussten Max, Edith und Anton nach Hause, denn es war spät geworden. «Ich bringe euch die Kekse morgen vorbei», sagte Sina. «O ja», sagte Max. «Vielen Dank, das war die schönste Weihnachtsbäckerei, die wir je erlebt haben», sagten Anton und Edith und winkten zum Abschied.

Sina und Brezel hockten an diesem Abend noch lange vor dem Ofen. «Wenn man etwas mit Freude macht, dann haben die anderen auch Freude daran», seufzte Sina zufrieden, während die Kekse im Ofen langsam goldbraun wurden. «Siehste», sagte Brezel. «Du bist du, und das ist gut so!»
Langsam verstand Sina, was Brezel ihr erklärt hatte. Nämlich dass jedes Kind anders ist und gerade das das Schöne ist.
«Und heute Abend vor dem Schlafengehen zeige ich dir, wie man zu zweit Yoga-Übungen macht», sagte Brezel feierlich.

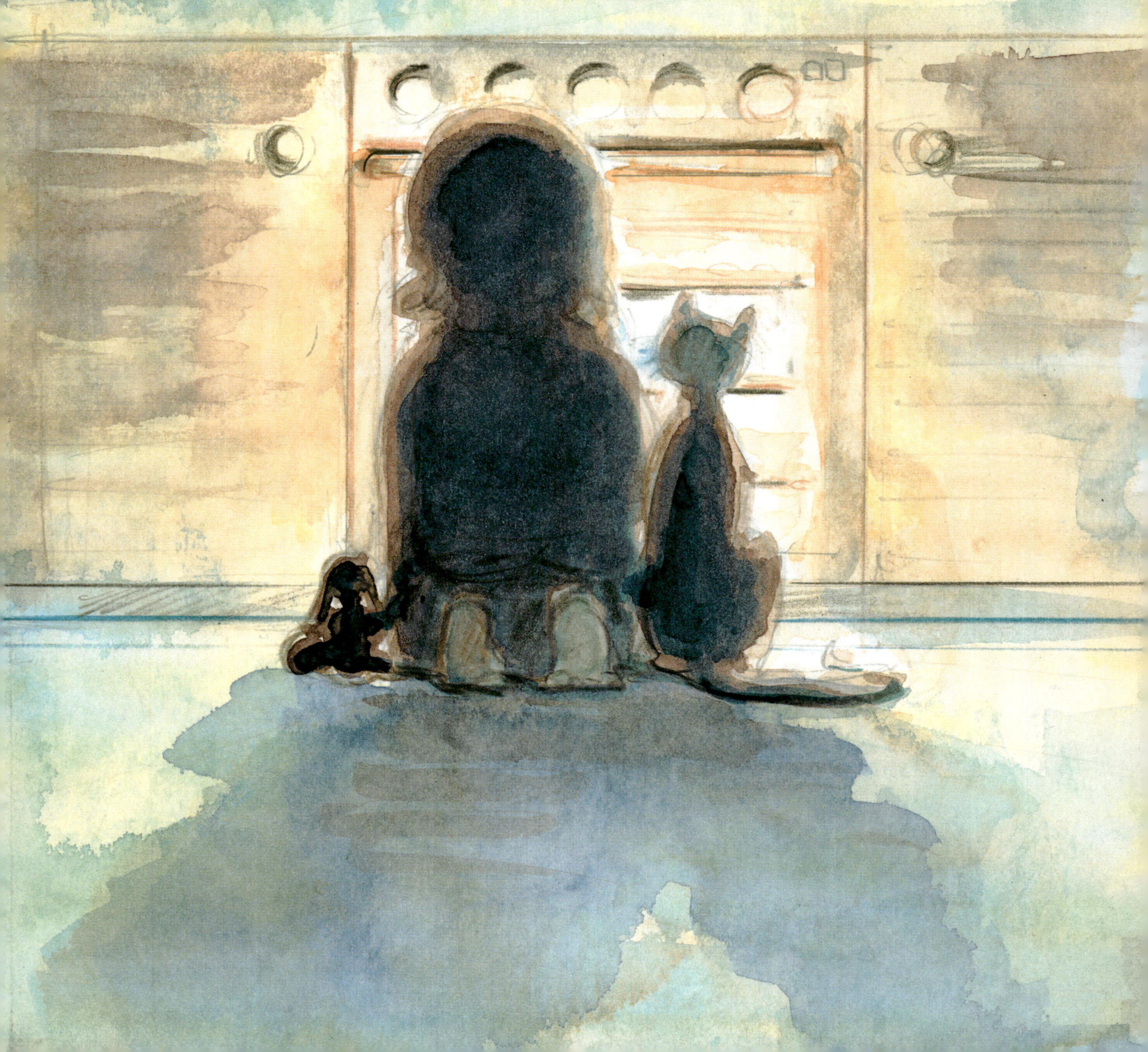

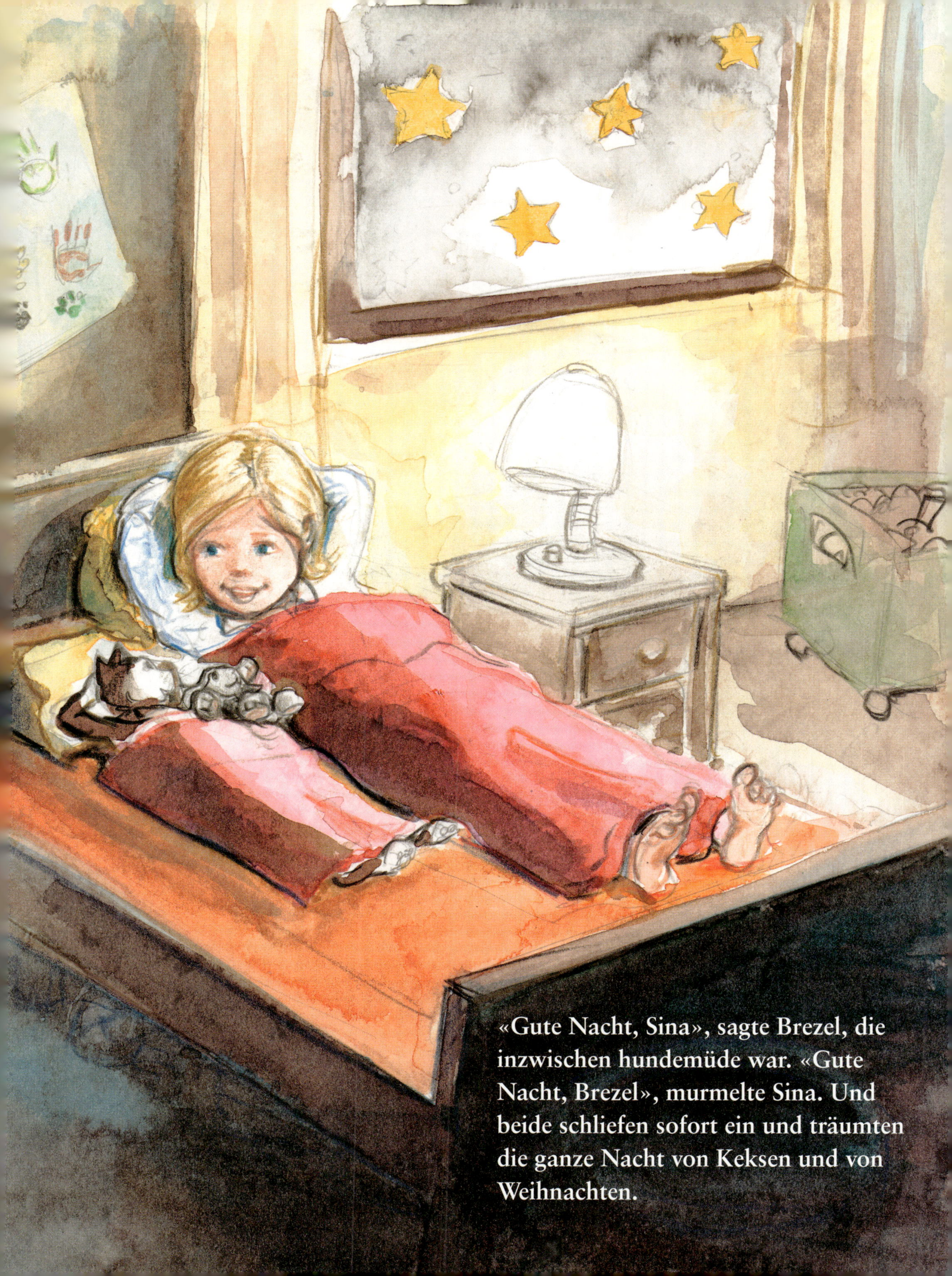

«Gute Nacht, Sina», sagte Brezel, die inzwischen hundemüde war. «Gute Nacht, Brezel», murmelte Sina. Und beide schliefen sofort ein und träumten die ganze Nacht von Keksen und von Weihnachten.

Hockstellung zu zweit

«Als Nächstes kommt die Hockstellung», sagte Brezel. «Wir stellen uns Rücken an Rücken aufrecht hin und haken unsere Arme ineinander. Dann atmen wir ganz tief ein, und beim Ausatmen gehen wir beide nach unten in die Hocke. Dabei drücken wir unsere Rücken aneinander. Beim Einatmen stemmen wir uns langsam nach oben und beim Ausatmen wieder nach unten. Fünfmal insgesamt!»

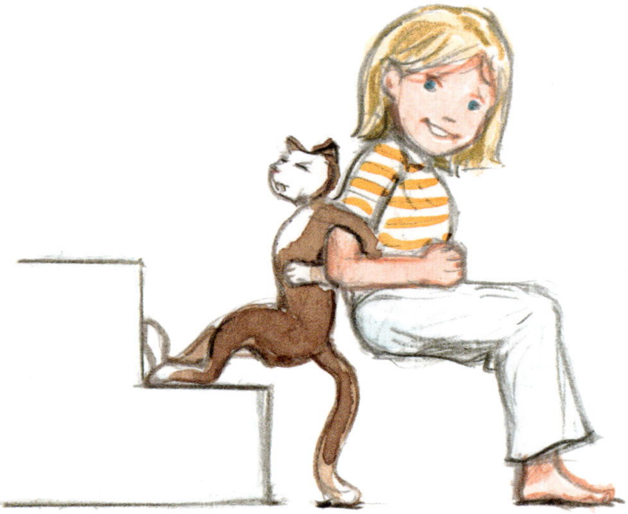

Tauziehen

«Zur Abwechslung eine Bodenübung», sagte Brezel. «Wir setzen uns beide auf den Boden, strecken die Beine aus und pressen die Fußflächen gegeneinander. Jetzt reichen wir uns gegenseitig die Hände und Pfoten. Und jetzt dehnen wir uns vorsichtig. Erst du, Sina, du beugst dich nach vorn und ich mich nach hinten. So bleiben wir und atmen fünfmal tief durch die Nase ein und aus. Dann bin ich dran: Du lehnst dich zurück, und ich lehne mich nach vorn – fünf lange Atemzüge.»

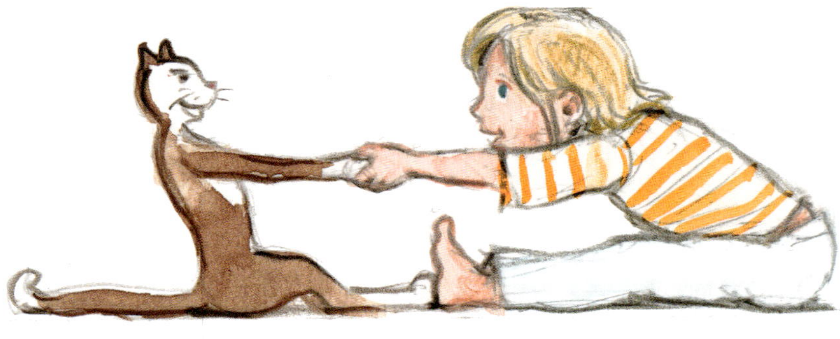

Partnerübungen

Dritter Krieger zu zweit

«Als Erstes machen wir den Dritten Krieger gemeinsam», sagte Brezel. «Und der geht so: Wir stehen uns gegenüber, sodass wir unsere Hände auf die Schulter des anderen legen können. Dann geht jeder von uns einen Schritt zurück. Wir verlagern das Gewicht auf das rechte Bein, lehnen den Oberkörper nach vorn und strecken das linke Bein zurück. Mit den Armen greife ich deine Schultern und du meine, und so halten wir uns gegenseitig fest. Fünfmal schön tief durch die Nase ein- und ausatmen. Dann ist das andere Bein dran.»

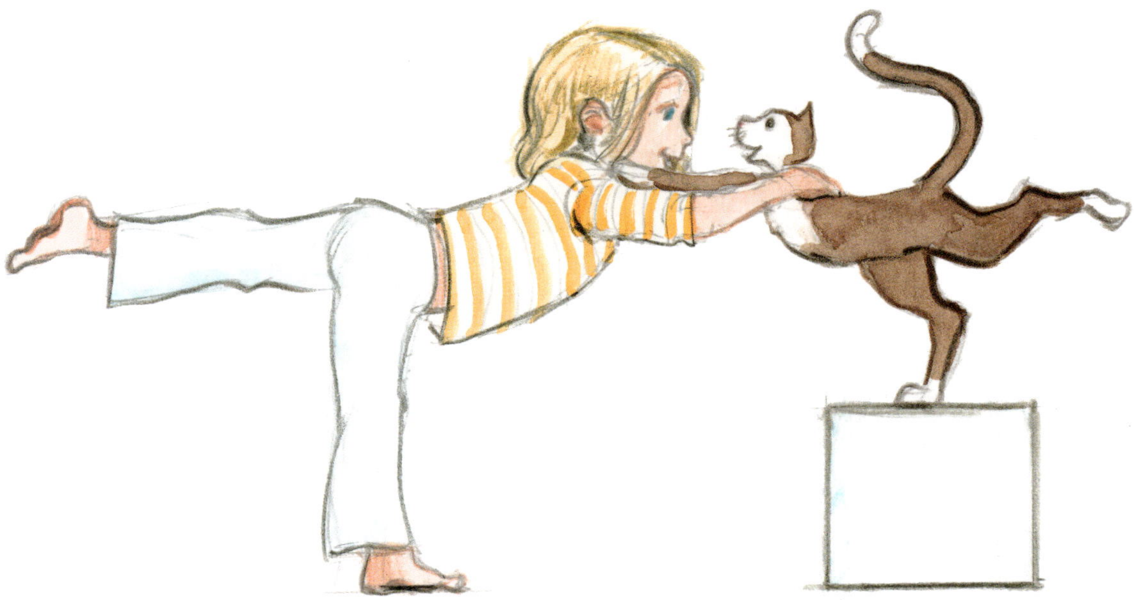

Am Weihnachtsmorgen hatte Sina allerbeste Laune. Allerdings nur so lange, bis sie den Weihnachtsbaum sah, den Sinas Papa nach Hause gebracht hatte.
«Schau mal! Was sagst du zu unserem Weihnachtsbaum?», fragte Sinas Papa. «Den können wir später sogar einpflanzen!»
«Der ist ja noch gar nicht erwachsen», sagte sie und sah den Baum entsetzt an. «Sonst haben wir doch immer einen großen Weihnachtsbaum!»
«Stimmt», sagte Papa, der ganz stolz guckte. «Aber dieser kleine Weihnachtsbaum kann bei uns im Garten groß werden, und wir können ihn für immer bei uns haben. Ist doch toll, oder?»
«Weiß nicht», murmelte Sina und schlich enttäuscht die Treppe hinunter. Sie wollte jetzt erst einmal Edith besuchen und ihr «Frohe Weihnachten» wünschen. Aber das hätte sie wohl besser nicht tun sollen …

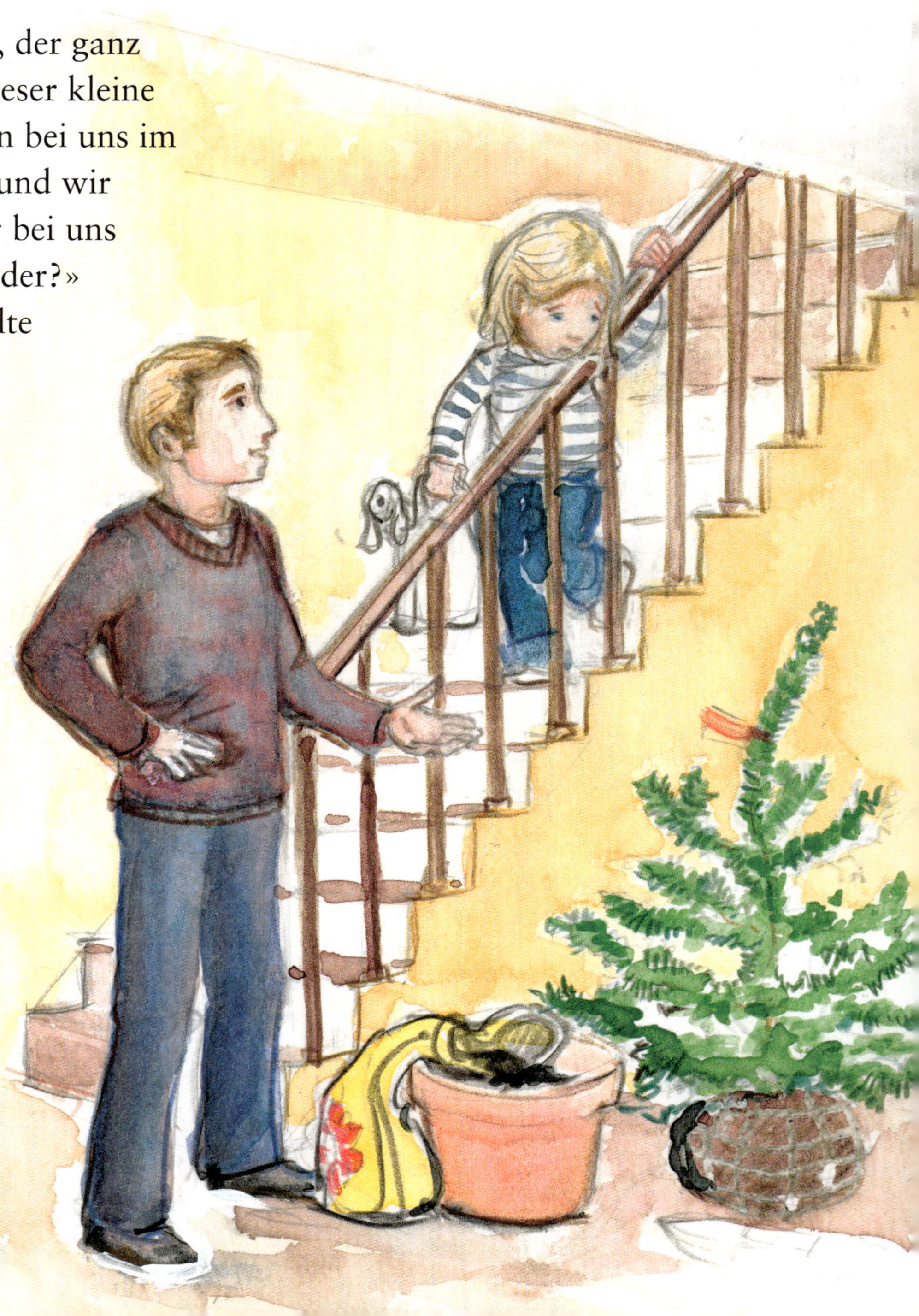

… denn im Wohnzimmer von Ediths Familie stand der größte Glitzer-Weihnachtsbaum, den man sich nur vorstellen konnte. Er funkelte von oben bis unten und füllte das ganze Wohnzimmer aus. «Schön, was?», sagte Edith. «Ja, sehr», sagte Sina. Aber in Wirklichkeit fand sie überhaupt nichts schön. Sie hatte ein komisches Gefühl im Bauch. Sie wollte sich für Edith freuen, aber es ging einfach nicht. «Na dann, schöne Weihnachten», sagte Sina schnell und lief nach Hause. Ihr reichte es – und zwar gewaltig.

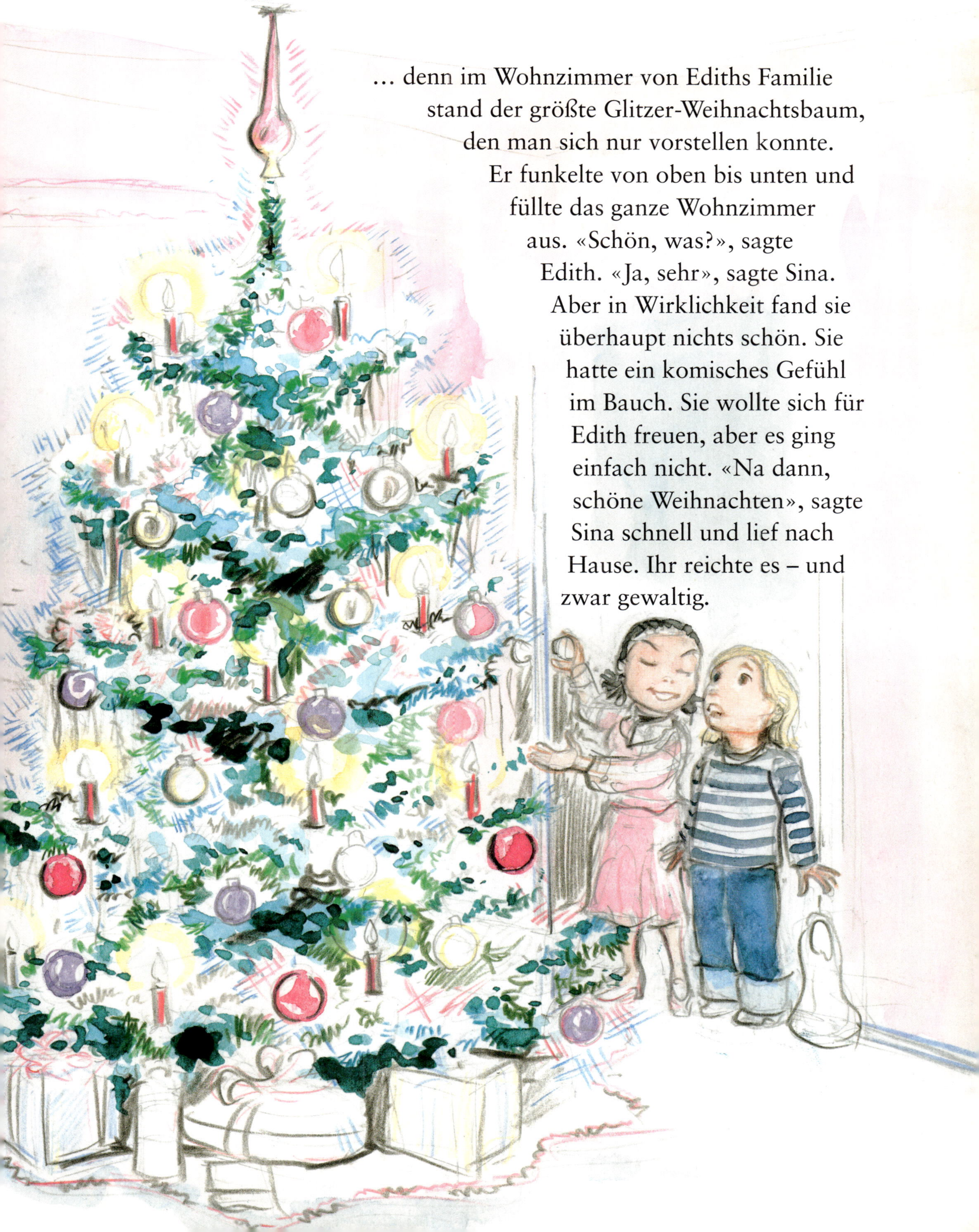

Dreieck

«Zeit aufzustehen, jetzt kommt das Dreieck», sagte Brezel. «Stell dich gerade hin und mache einen großen Schritt zur rechten Seite. Drehe deinen Fuß um 90 Grad nach rechts. Jetzt lehne dich mit dem rechten Arm so weit es geht zur rechten Seite und lege dann deine rechte Hand auf dem rechten Unterschenkel oder Fuß ab. Den linken Arm streckst du ganz weit nach oben in die Luft. Wenn du sicher stehst, schaue deinem linken Arm hinterher. Dabei fünfmal tief durch die Nase ein- und ausatmen. Wiederhole die Übung zur anderen Seite.»

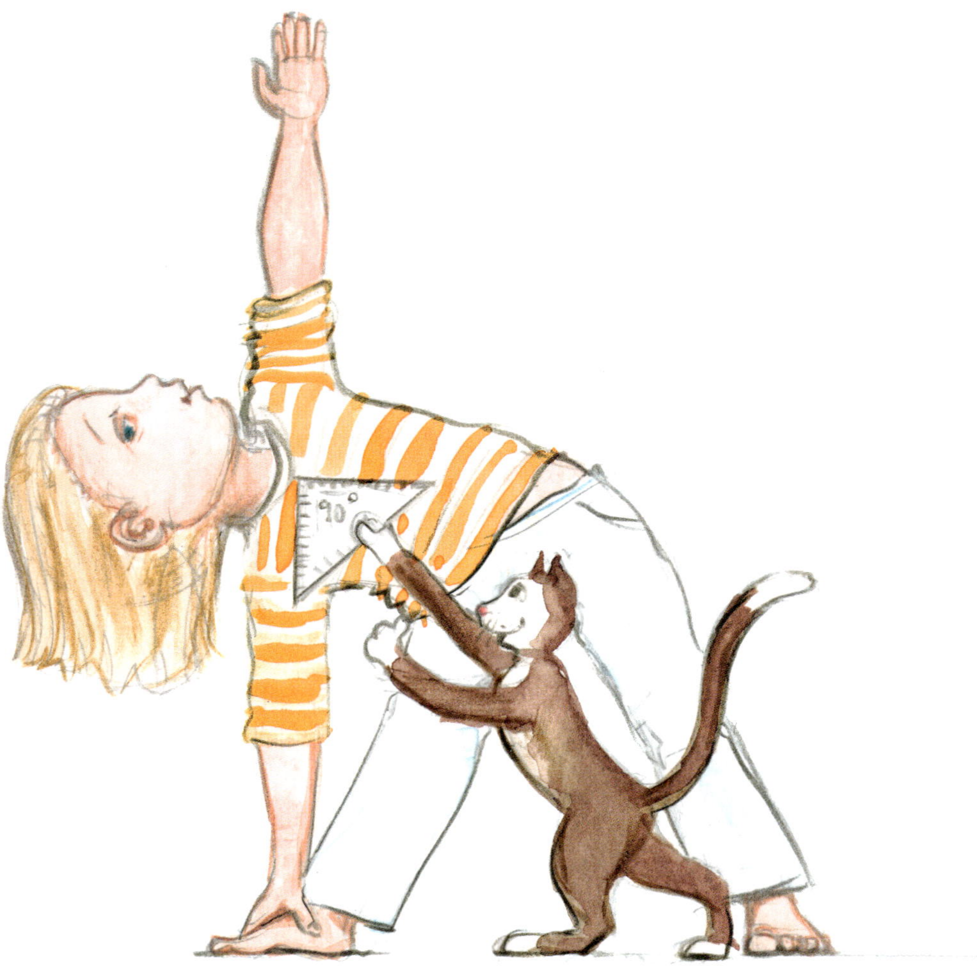

Herzöffner

Kobra

«Leg dich auf deinen Bauch», sagte Brezel. «Die Beine liegen geschlossen nebeneinander, die Füße sind nach hinten ausgestreckt. Jetzt winkle deine Arme an und stütze deine Hände seitlich neben den Schultern auf. Beim nächsten tiefen Einatmen hebe deinen Oberkörper so weit nach oben, wie es geht. Deine Schultern müssen entspannt bleiben. Wenn du magst, schau ein bisschen in den Himmel. Fünfmal durch die Nase ein- und ausatmen.»

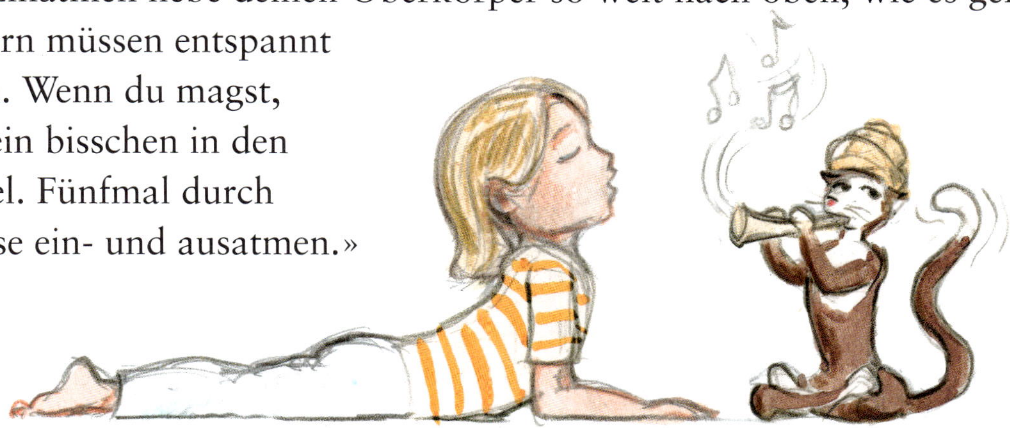

Bogen im Liegen plus Variation: Schaukelpferd

«Du kannst auf dem Bauch liegen bleiben», sagte Brezel. «Winkle deine Knie an und greife mit den Händen von außen an die Fußgelenke. Beim nächsten Einatmen hebe deinen Oberkörper und deine Füße so weit nach oben, wie du kannst. Das öffnet das Herz und gibt dir neue Energie. Fünfmal tief ein- und ausatmen. Wenn du immer noch kannst, schaukle ein bisschen vor und zurück – wie ein kleines Schaukelpferd!»

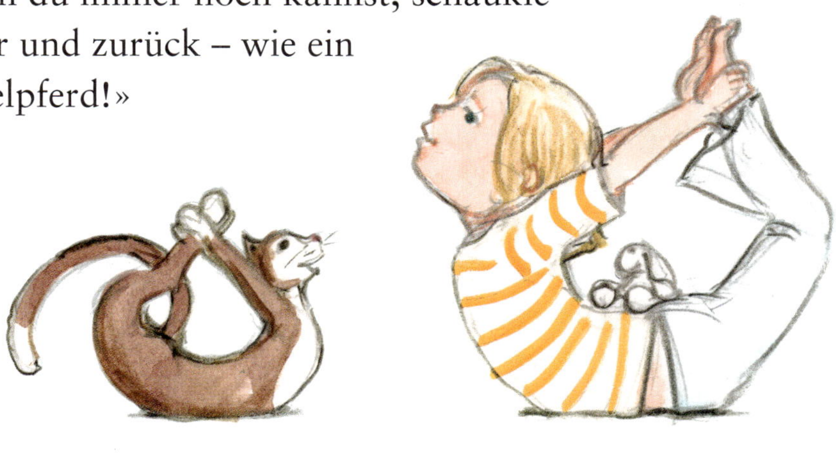

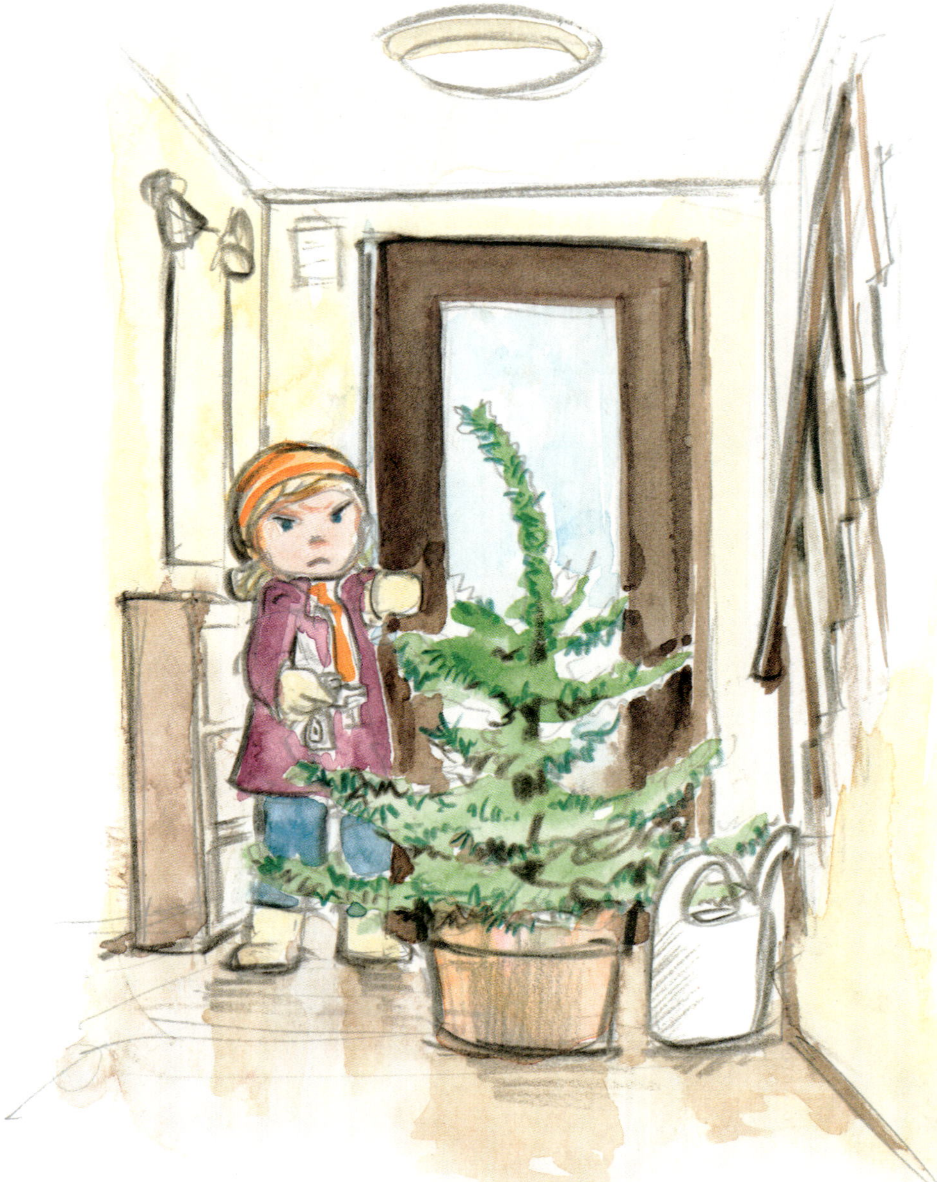

Sie hatte jetzt wirklich schlechte Laune. Und ihre Laune wurde noch viel schlimmer, als sie zu Hause dem winzigen Weihnachtsbaum gegenüberstand.
«Dich haben sie doch wohl zu früh ausgegraben», schimpfte Sina. «Du solltest mal den von Edith sehen. Der ist groß und nicht so ein kleiner Zwerg wie du!»

«Hast du schon unseren Weihnachtsbaum gesehen?», grummelte Sina, als sie in ihr Zimmer kam.
«Ja», sagte Brezel. «Was ist denn mit dem? Der ist doch toll, den kann man später sogar einpflanzen!»
«Das hat Papa auch gesagt», sagte Sina. Und dann erzählte sie Brezel von Ediths wunderschönem Weihnachtsbaum mit all dem Glitzer und Lametta und von diesem komischen Gefühl, das plötzlich über sie gekommen war.
«Ich glaube, du warst ein bisschen neidisch», sagte Brezel. Und weil Sina nicht so genau wusste, was das war, versuchte Brezel es ihr zu erklären.

«Manchmal haben andere Leute Sachen, die uns viel größer und schöner erscheinen als das, was wir haben, und plötzlich können wir nur noch das sehen, was die anderen haben», sagte Brezel.
«Und was kann man dagegen machen?» fragte Sina.
«Erzähl mir doch einmal, was dich am glücklichsten macht», sagte Brezel.
Sina überlegte. «Die Tiere, die bei uns im Garten wohnen, und Lukas, wenn er lacht, und Mama, wenn sie mir Gute-Nacht-Geschichten vorliest, und Papa, wenn er mit mir Schlitten fährt», sagte Sina.
«Schau mal, der Weihnachtsbaum war gar nicht dabei», sagte Brezel. «Alles, was du aufgezählt hast, waren keine großen, glitzernden oder teuren Sachen, sondern Dinge, die man nicht kaufen kann, die aber viel, viel wertvoller sind, weil sie dein Herz warm machen. Und nur darum geht es.»

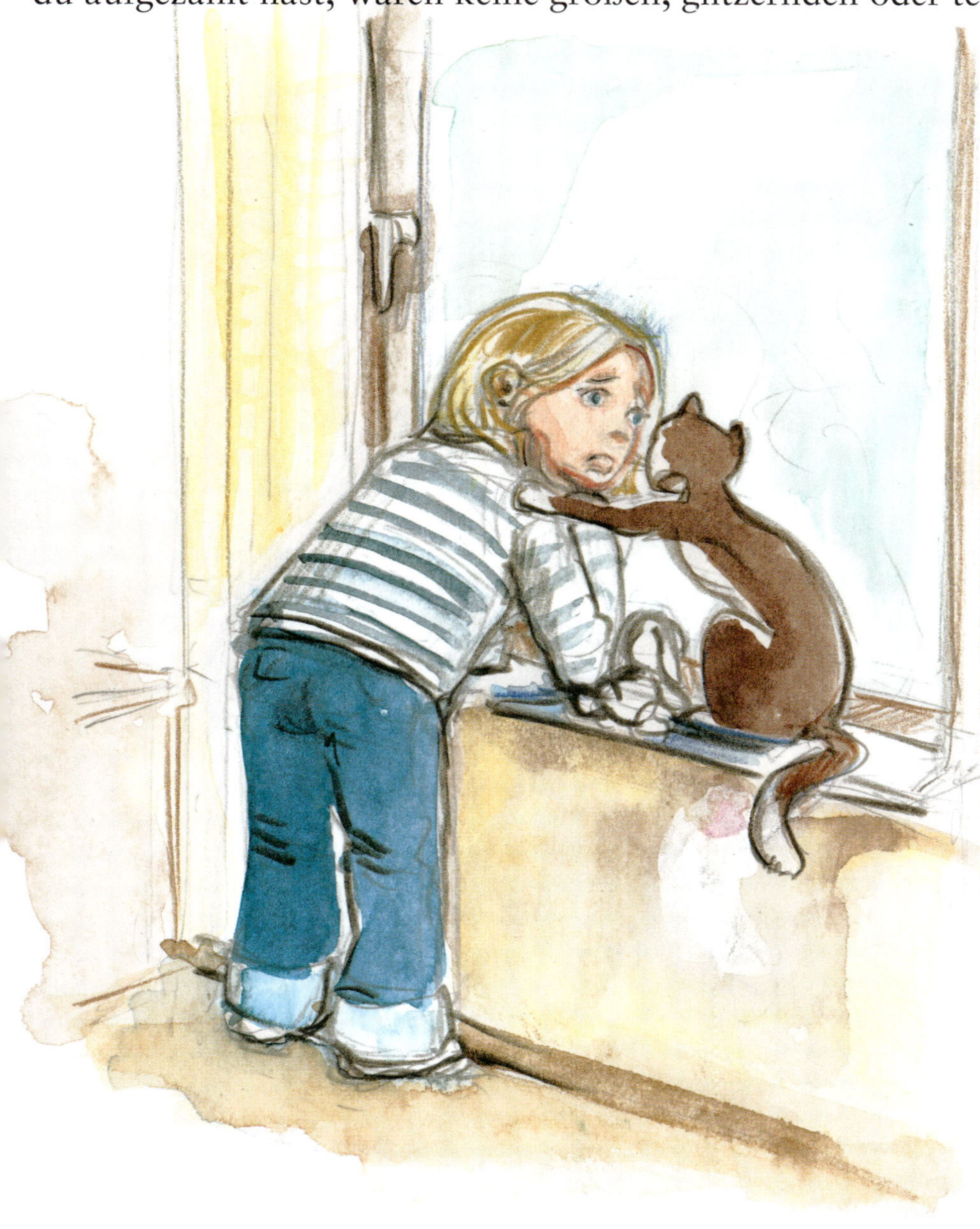

Sina guckte Brezel mit großen Augen an. «Ach so», sagte sie. «Und es gibt auch Yoga-Übungen, die dir dabei helfen können, dein Herz zu öffnen und besser zu spüren, was dir wichtig ist», sagte Brezel, und schon fingen die beiden zu turnen an …

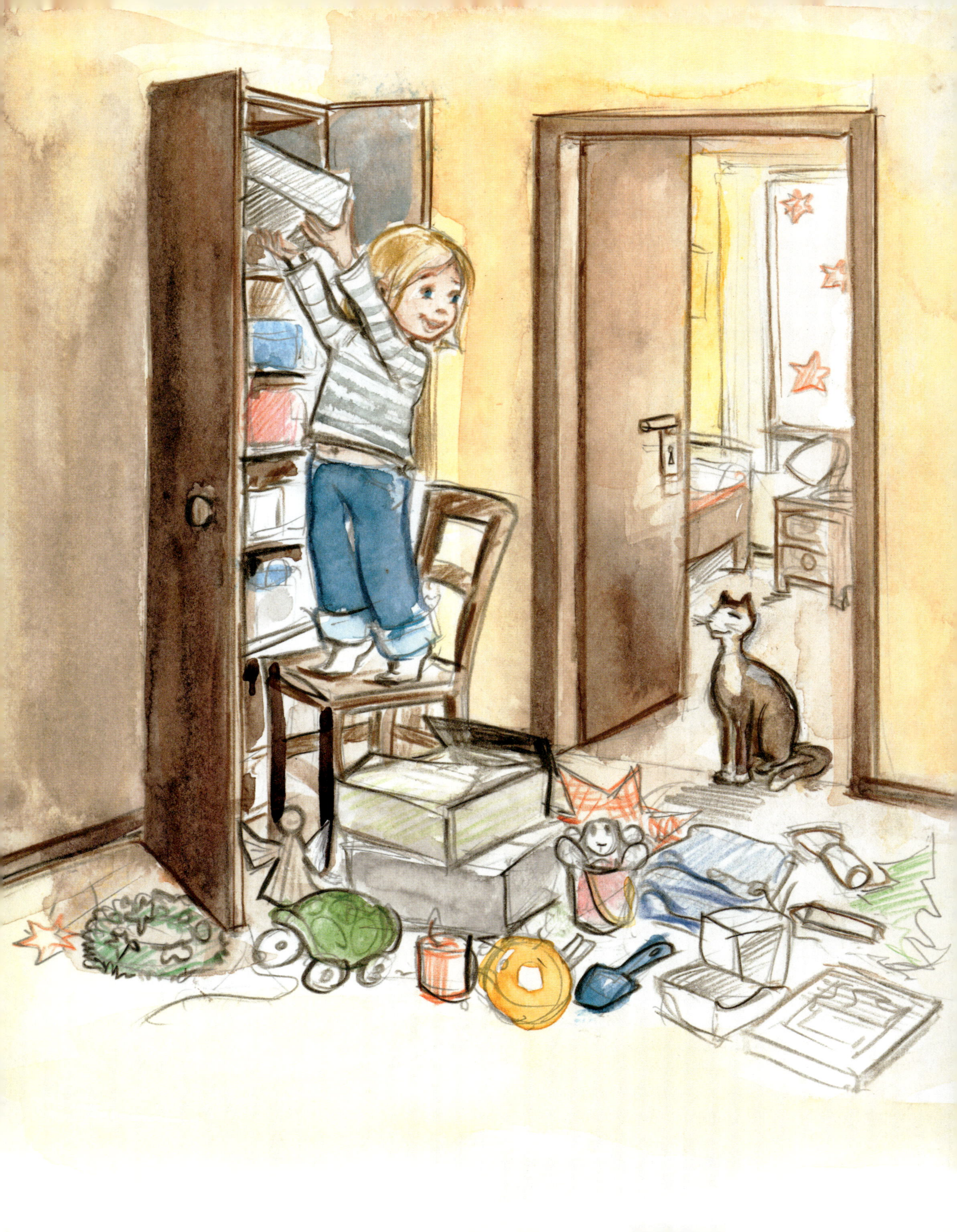

Nach den Übungen hatte Sina ein besseres Gefühl und wusste wieder, dass sie mit nichts und niemandem auf der Welt tauschen wollte. «Ich weiß, was zu tun ist», sagte sie zu Brezel. «Wir schmücken jetzt den Weihnachtsbaum. Damit es festlich wird und sich alle freuen.»
Sina holte die Kartons mit dem Weihnachtsschmuck heraus. «Das wär doch wohl gelacht, wenn wir aus dir nicht noch etwas machen könnten», sagte sie zu dem kleinen Baum.

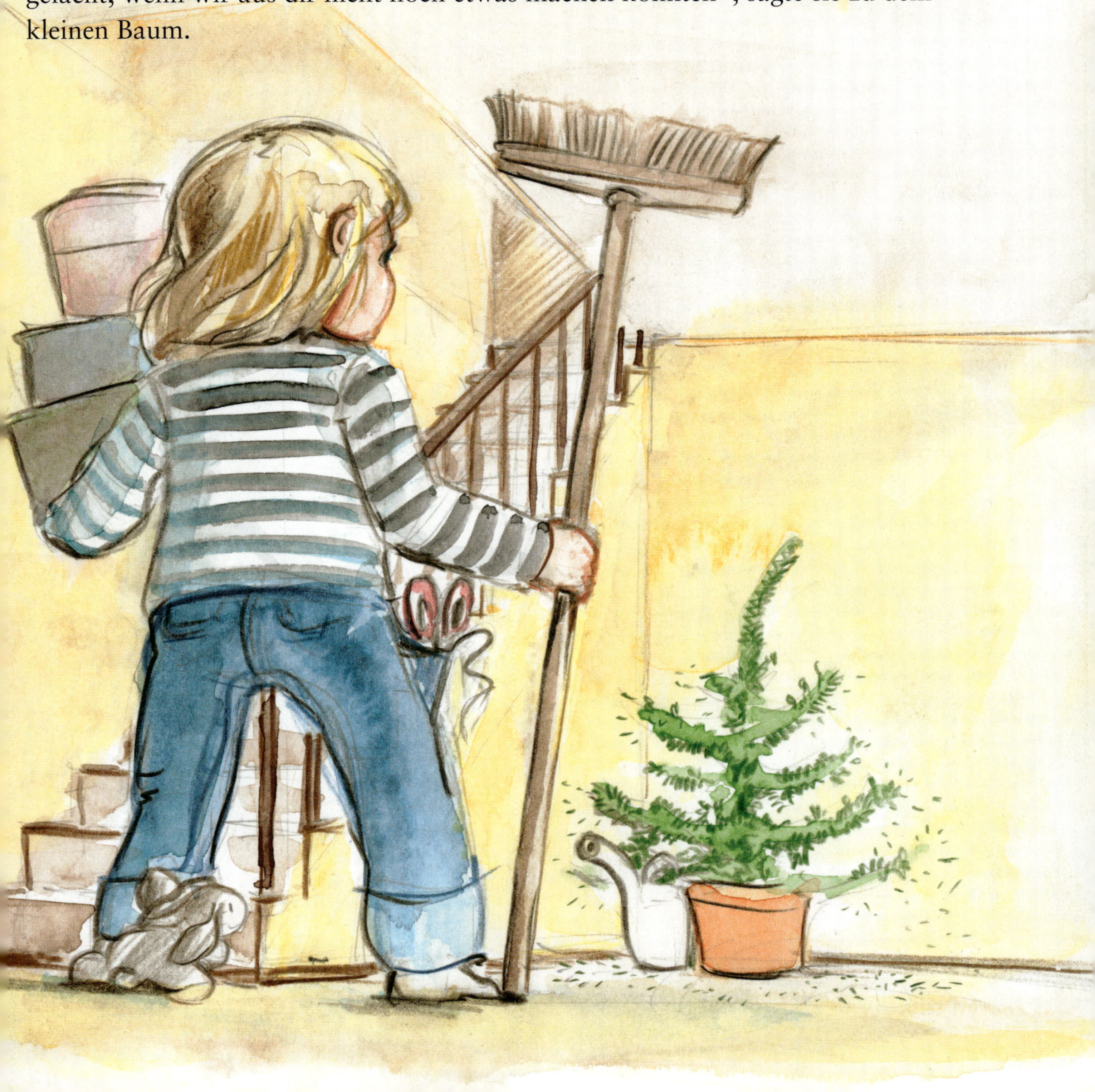

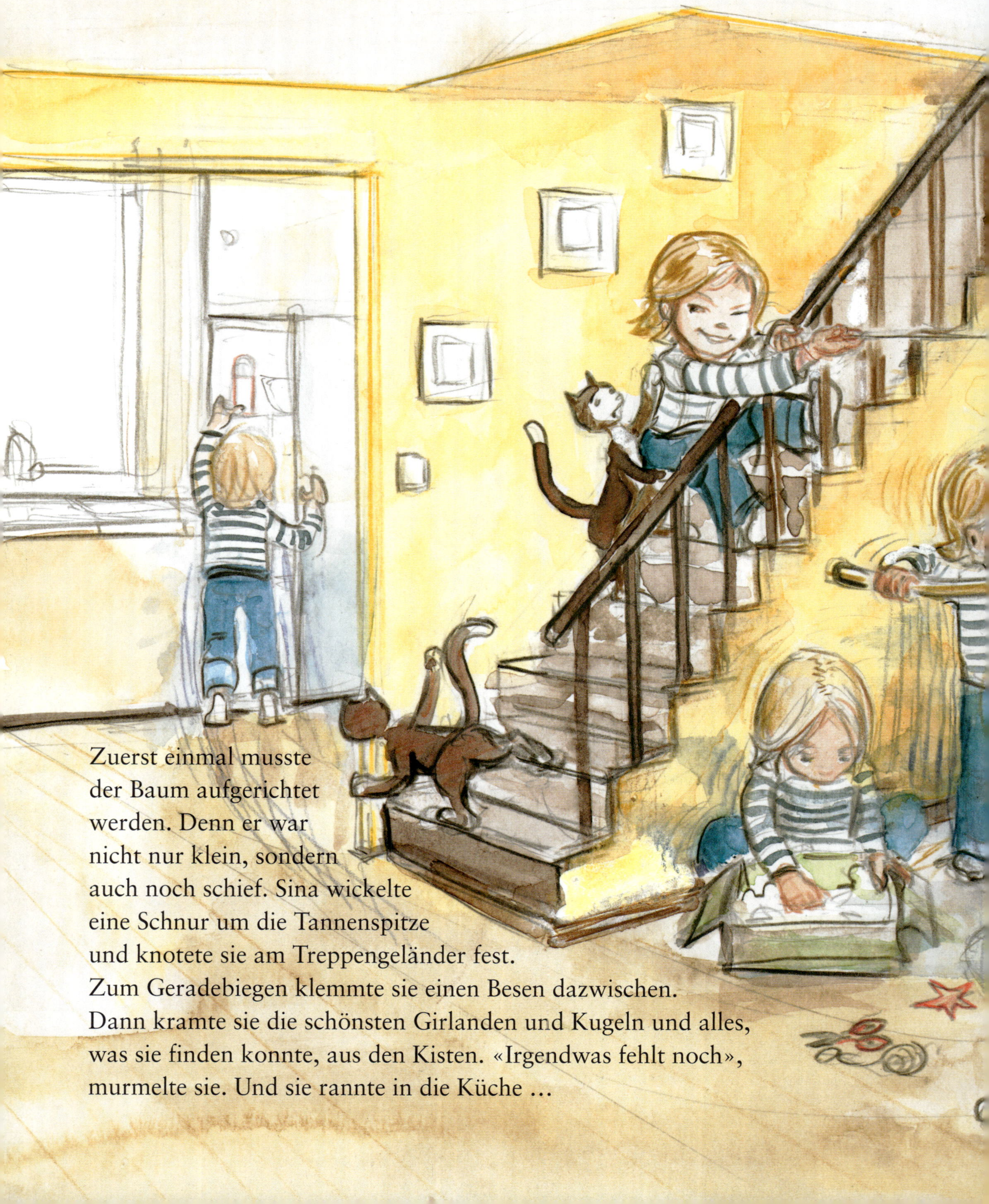

Zuerst einmal musste der Baum aufgerichtet werden. Denn er war nicht nur klein, sondern auch noch schief. Sina wickelte eine Schnur um die Tannenspitze und knotete sie am Treppengeländer fest. Zum Geradebiegen klemmte sie einen Besen dazwischen. Dann kramte sie die schönsten Girlanden und Kugeln und alles, was sie finden konnte, aus den Kisten. «Irgendwas fehlt noch», murmelte sie. Und sie rannte in die Küche …

… und zwar zum Kühlschrank, um die Sprühsahne zu holen. Ehe Brezel etwas sagen konnte, sprühte Sina den kleinen Weihnachtsbaum mit Sahne voll. «Ein richtiger Weihnachtsbaum braucht Schnee, findest du nicht auch?», fragte sie Brezel, nachdem sie auch noch Zucker auf die Sahne gestreut hatte, damit alles wunderbar glitzerte. Brezel hatte das Gefühl, dass die Sache mit der Sahne vielleicht doch keine so gute Idee war. «Gleich fertig», sagte Sina stolz. Aber dann passierte etwas Schreckliches …

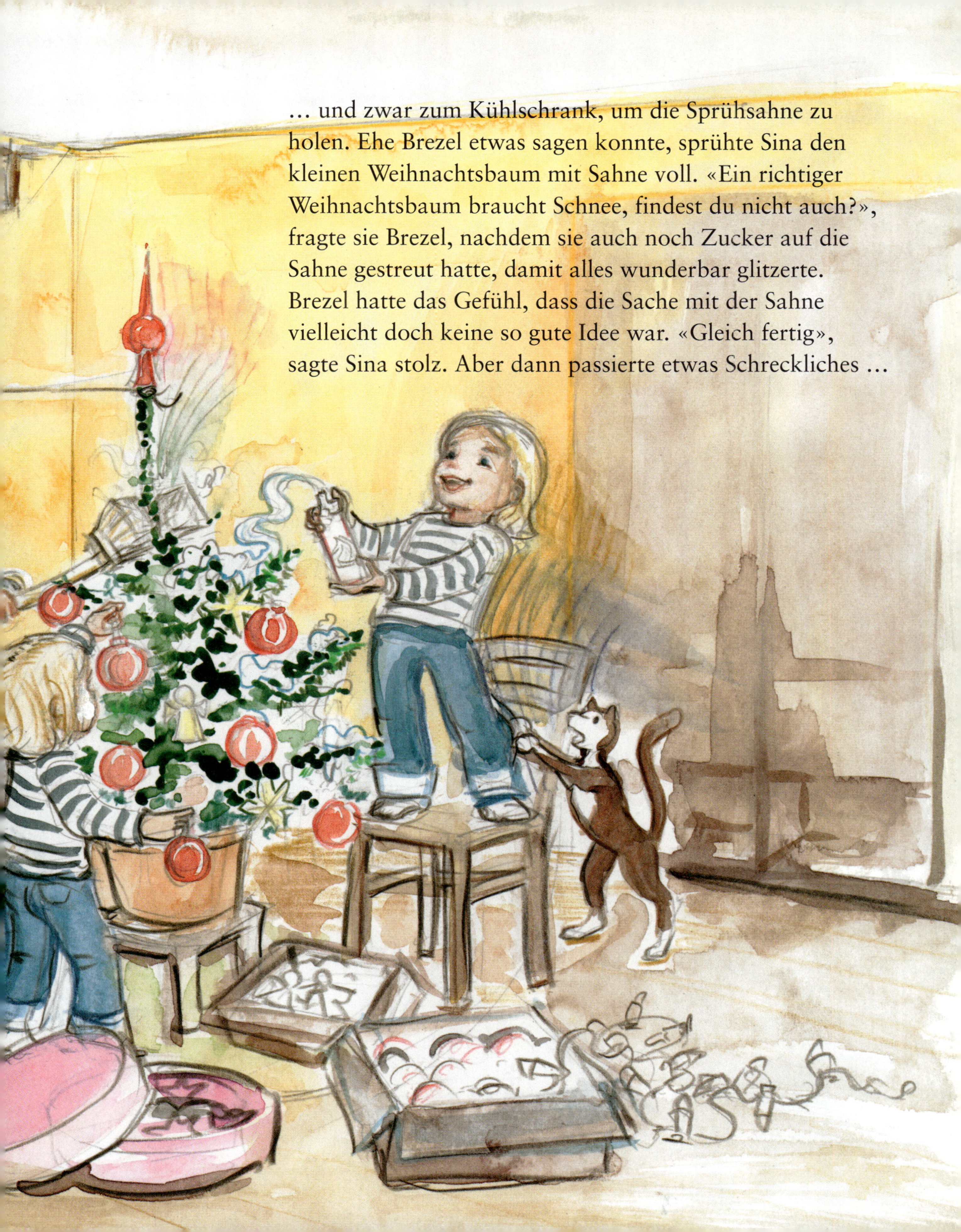

… der Weihnachtsbaum krachte mit voller Wucht um. Es regnete Christbaumkugeln und Sahnelametta und Zuckergirlanden. Genau in dieser Sekunde kamen Sinas Eltern herein.

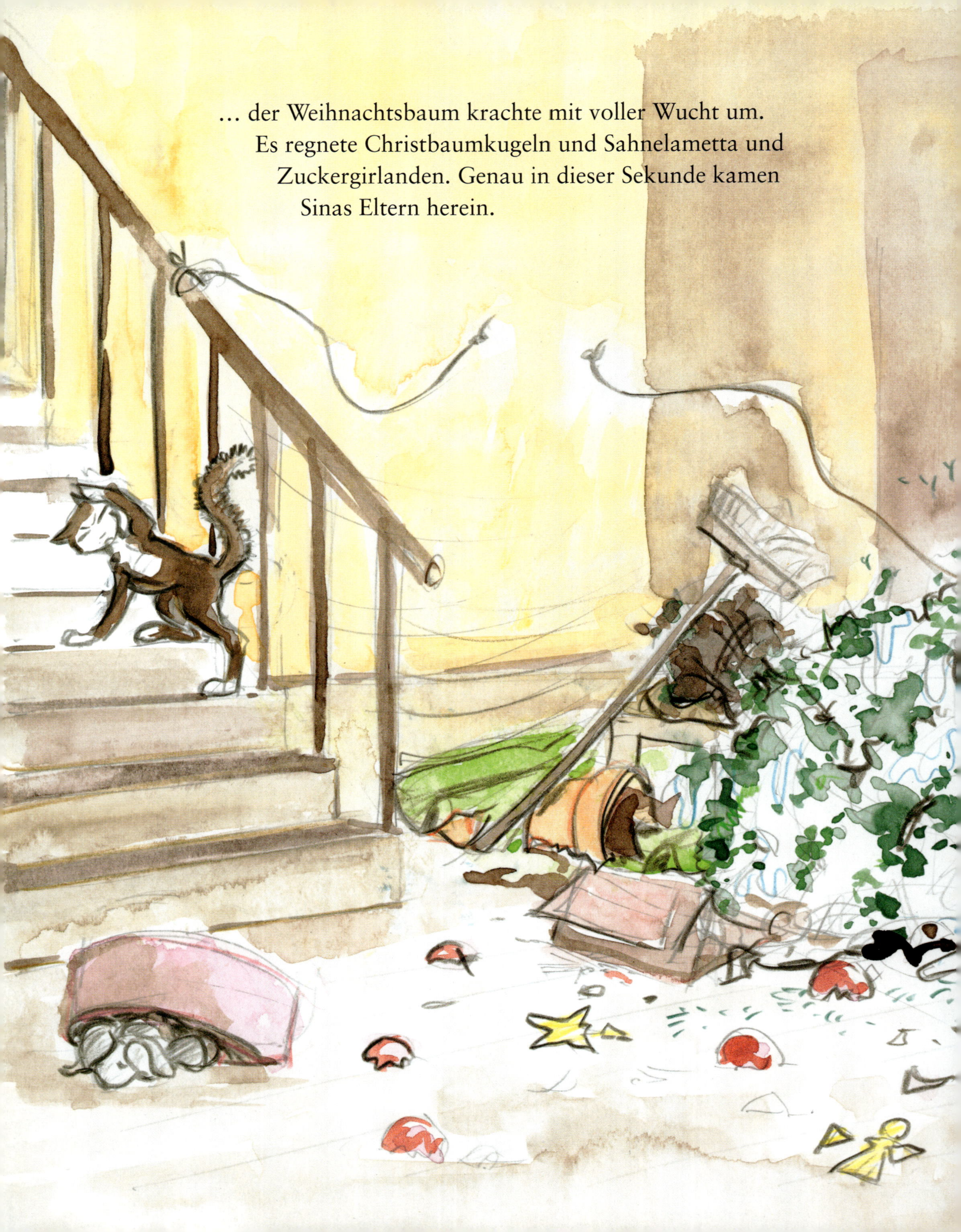

«Was ist denn das für eine Sauerei?», fragte Sinas Papa entsetzt, und Sinas Mama sagte vor Schreck erst mal gar nichts mehr, als sie den Sahne-Weihnachtsbaum-Salat und die zerbrochenen Kugeln auf dem Boden liegen sah. «Ein Schnee-Weihnachtsbaum», stotterte Sina. «Aber plötzlich ist er umgefallen!»
«Man kann doch einen Weihnachtsbaum nicht mit Sahne besprühen», sagte Sinas Papa. «Jetzt ist ja alles völlig hinüber!»

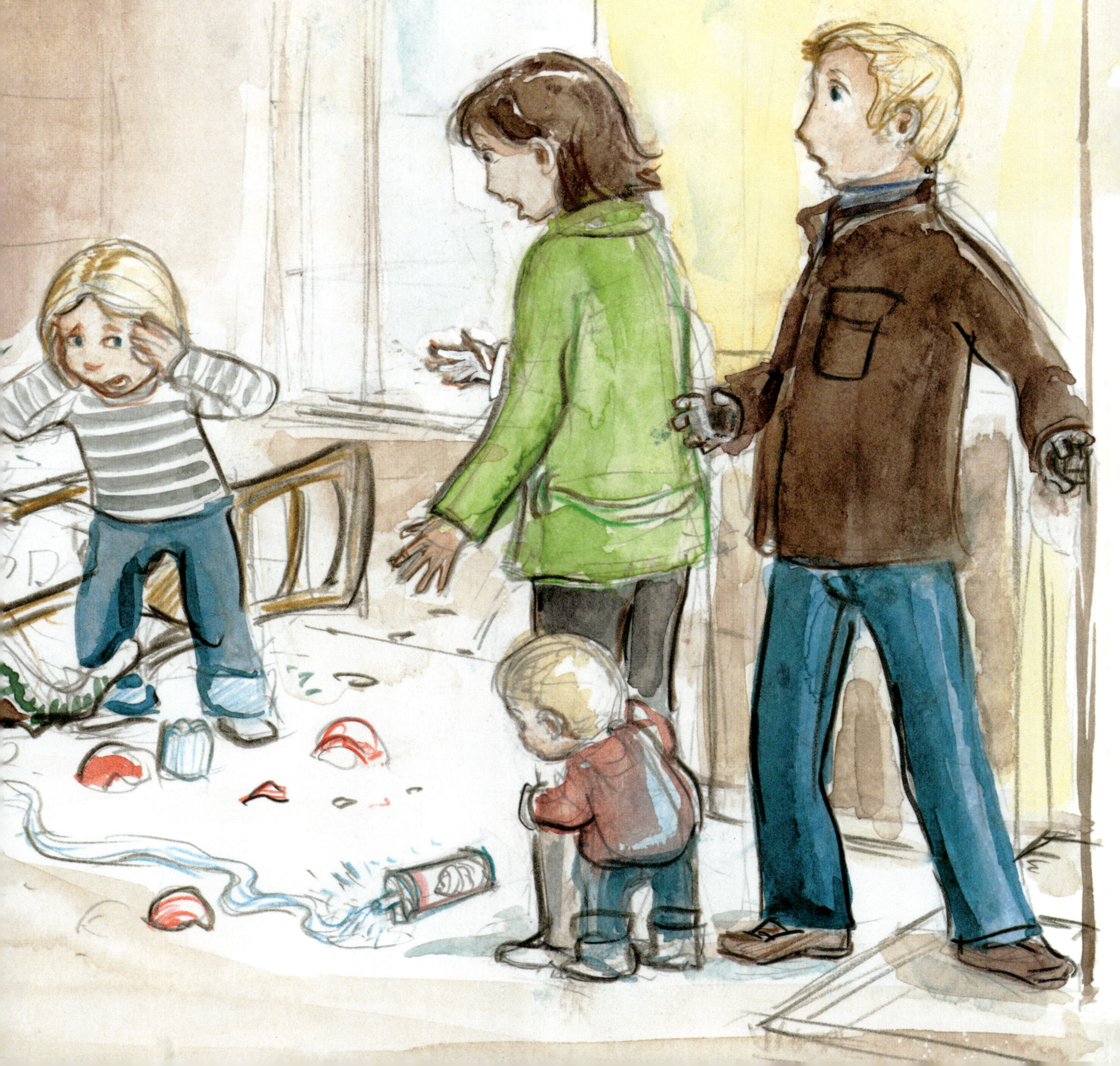

Sinas Überraschung war ganz und gar danebengegangen. «Was für ein Weihnachtsschlamassel», dachte Sina. Ihre Mama guckte immer noch entsetzt, und ihr Papa packte den Baum an der schiefen Spitze und schleifte ihn nach draußen in den Garten. «Na, das ist ja vielleicht eine schöne Bescherung», murmelte er vor sich hin, und Sina musste sich zusammenreißen, um nicht loszuweinen.

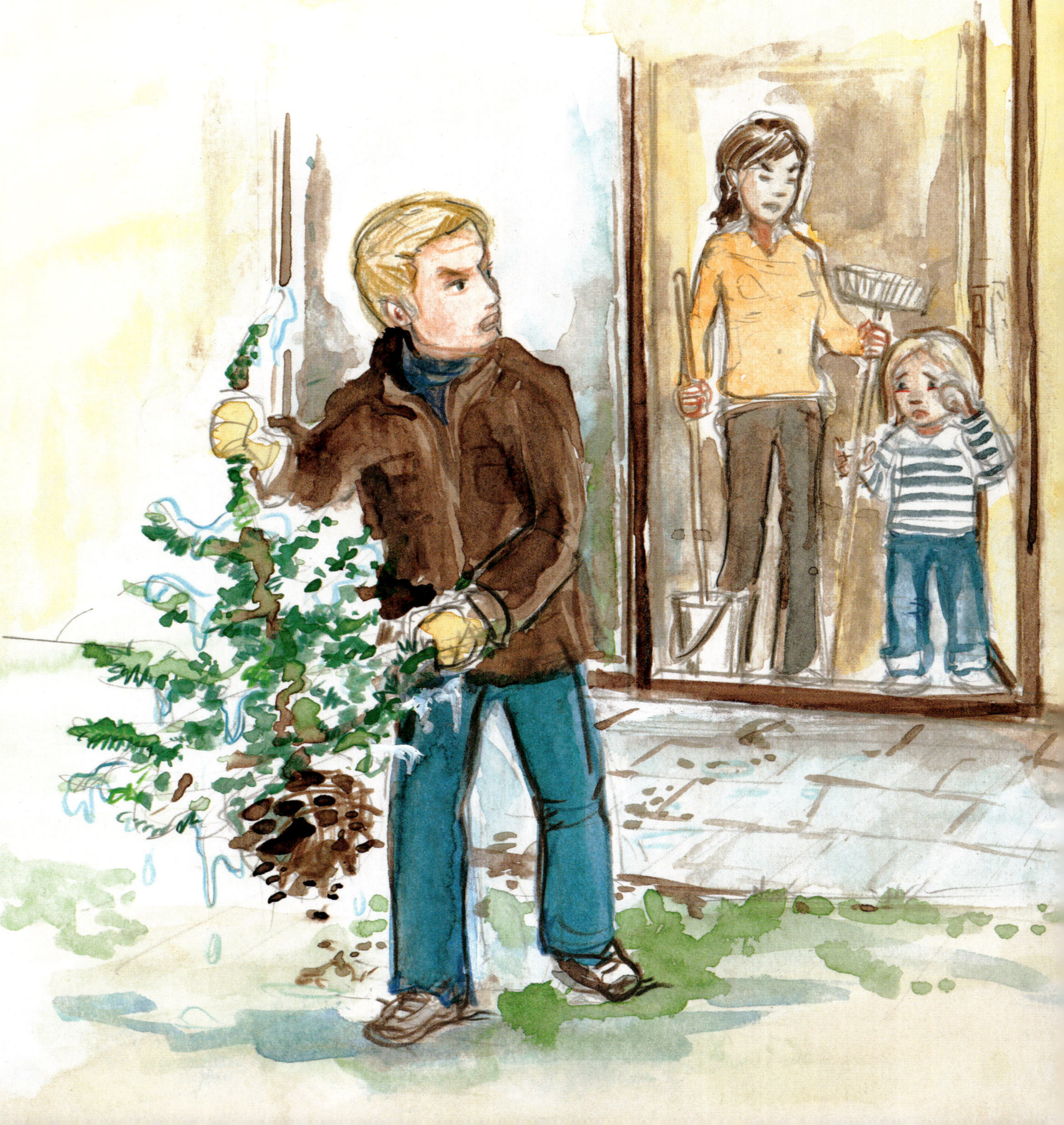

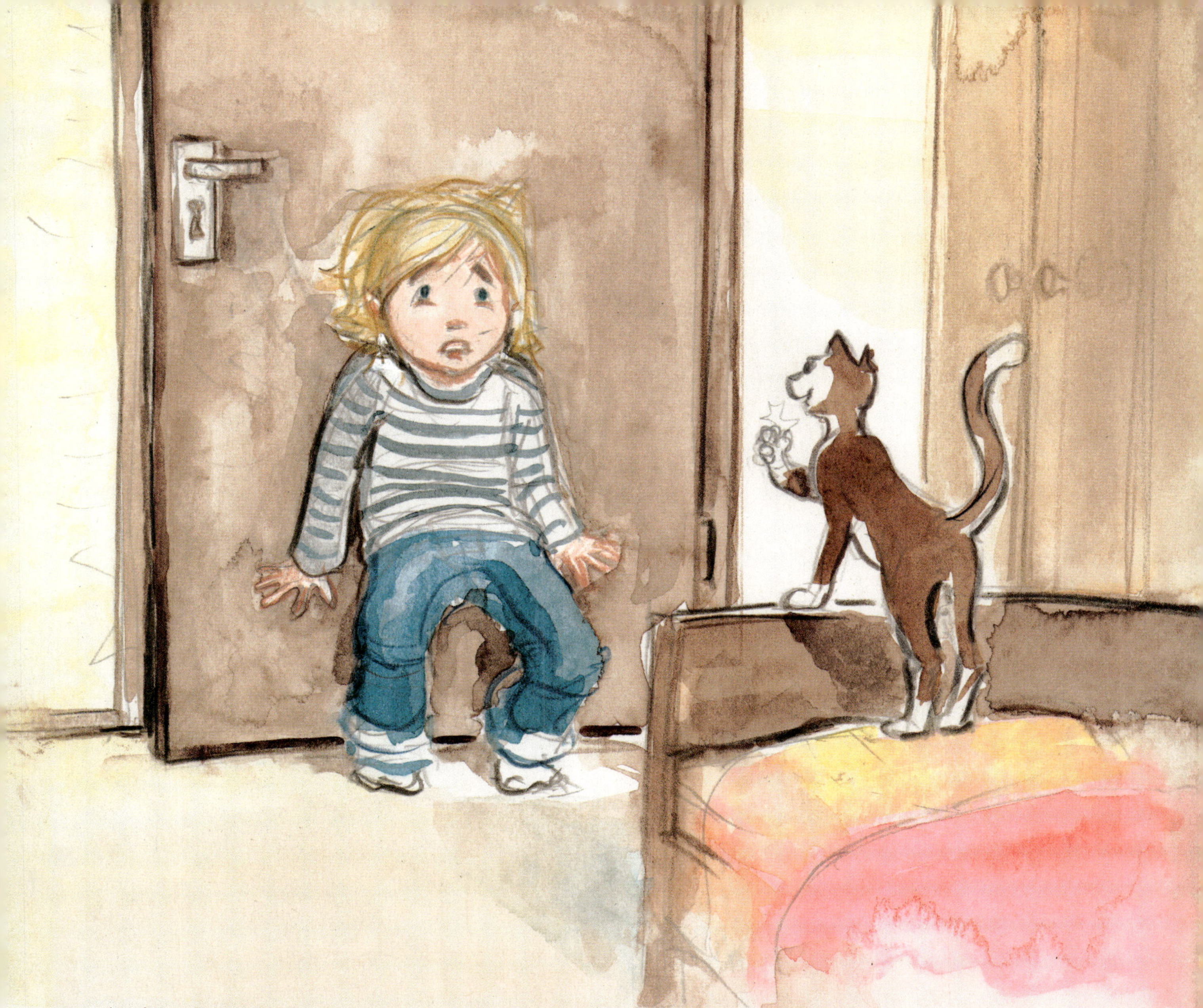

Sie lief in ihr Zimmer. «Heute ist ja wohl der schrecklichste Tag, den ich kenne», sagte sie und fing jetzt doch ein bisschen zu weinen an. Es musste vielleicht nicht unbedingt der größte Weihnachtsbaum sein, aber Weihnachten ganz ohne Baum war fürchterlich, fand Sina. Brezel fand das auch. Jetzt half nur eins: Sie musste Sina aufmuntern. Also hockte sie sich auf den Boden und hüpfte im Zimmer herum wie ein Frosch …

«Was soll denn der Quatsch?», fragte Sina traurig. «Das ist der Frosch», sagte Brezel. «Komm, mach mit!»

Vorwärtsbeuge mit gegrätschten Beinen

«Na, immer noch traurig?», fragte Brezel. «Dann kenne ich noch eine Übung, die hilft immer: die Vorwärtsbeuge. Und die geht so: Stell dich aufrecht hin und grätsche deine Beine weit auseinander. Dann falte deine Hände hinter deinem Rücken. Beuge jetzt deinen Oberkörper mit deinen Armen langsam nach vorn, sodass dein Kopf nach unten und deine Arme nach oben zeigen. Das durchblutet deinen Kopf und macht bessere Laune.»

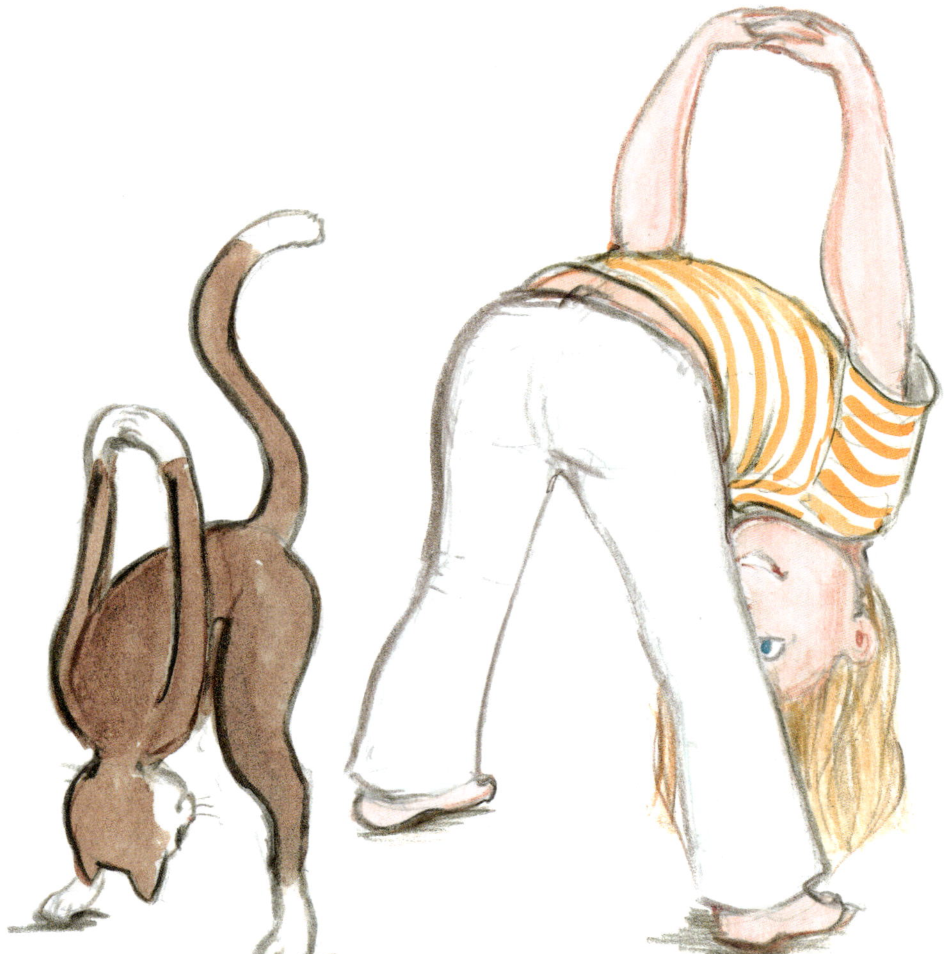

Stimmungswechsel

Frosch

«So, meine Froschkönigin», sagte Brezel. «Jetzt hock dich einmal auf den Boden, spreize die Knie und stütze deine Hände vor dir auf. Atme tief durch die Nase ein. Beim Ausatmen hebst du deinen Po in die Höhe, und beim Einatmen kommst du wieder herunter in die Hocke. Das machst du jetzt so lange, bis du dich besser fühlst.»

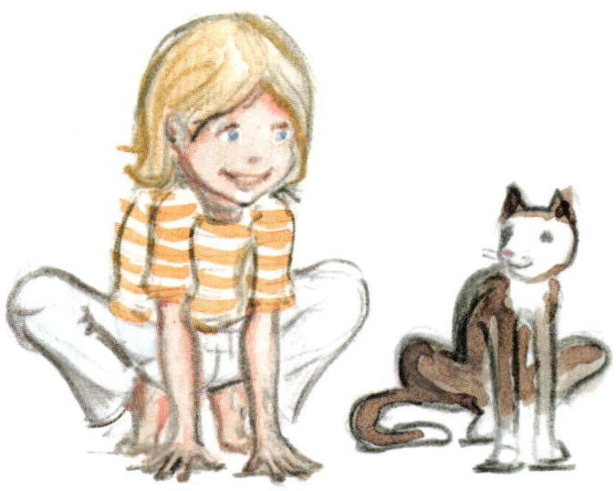

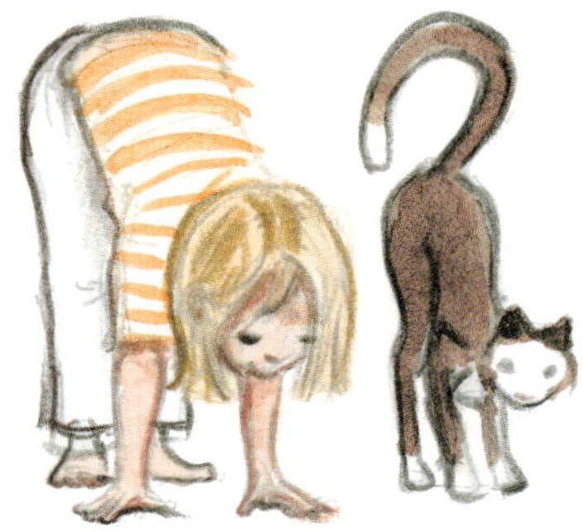

Pflug

«Und jetzt leg dich auf den Boden», sagte Brezel. «Die Arme liegen flach ausgestreckt neben dir. Jetzt hebe die Beine geschlossen in die Luft und stütze deinen Rücken mit den Armen ab. Das ist der Schulterstand. Und es geht noch weiter: Jetzt senkst du ein Bein nach dem anderen langsam ab und bringst die Füße hinter deinem Kopf in Richtung Boden. Atme tief durch die Nase ein und aus. Das ist der Pflug!»

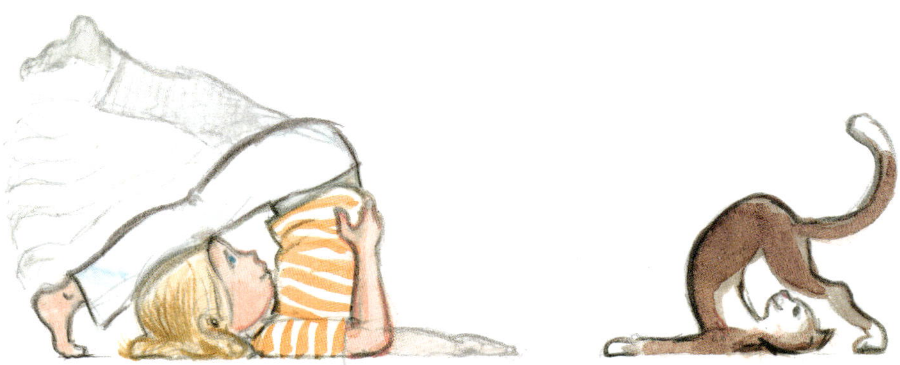

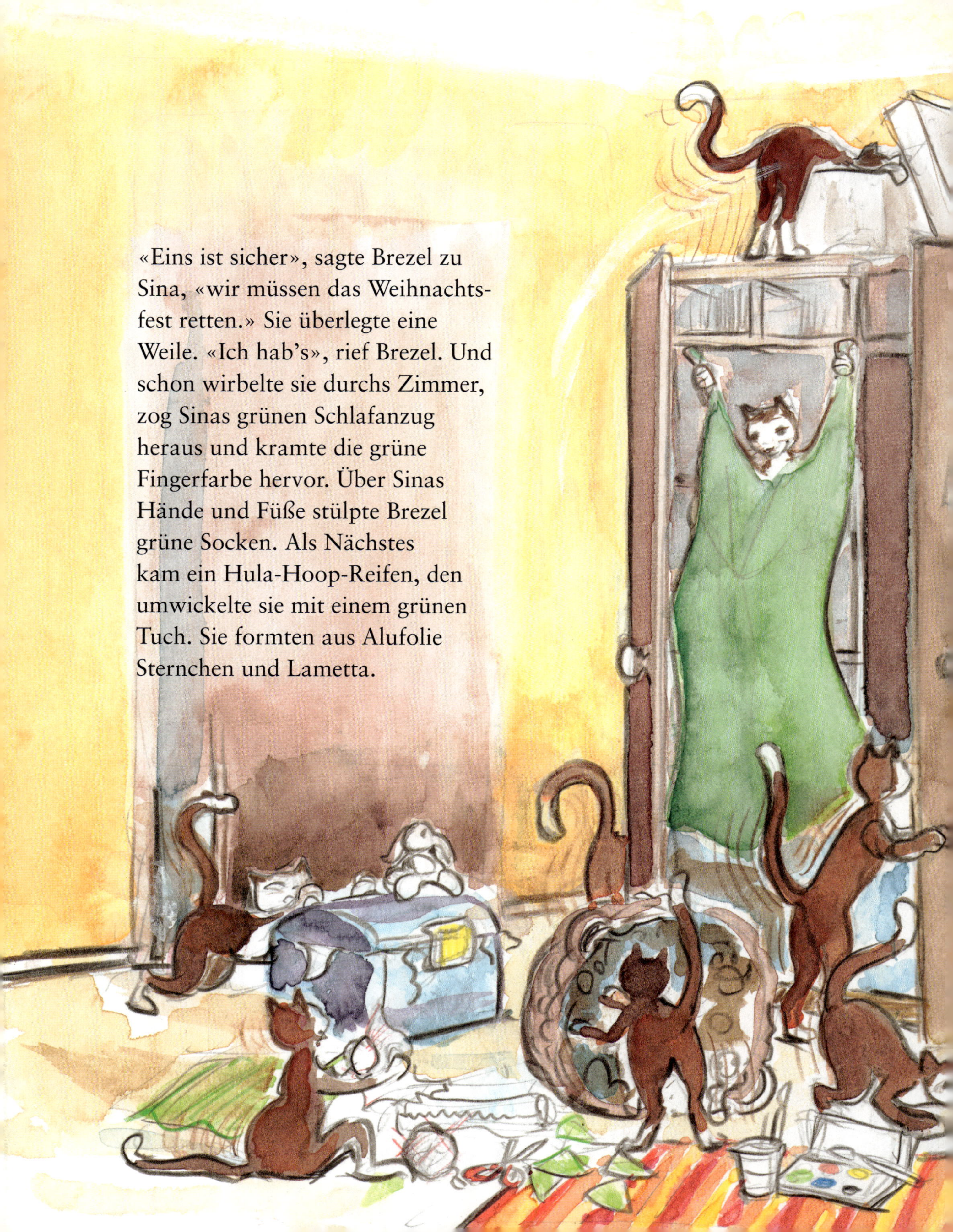

«Eins ist sicher», sagte Brezel zu Sina, «wir müssen das Weihnachtsfest retten.» Sie überlegte eine Weile. «Ich hab's», rief Brezel. Und schon wirbelte sie durchs Zimmer, zog Sinas grünen Schlafanzug heraus und kramte die grüne Fingerfarbe hervor. Über Sinas Hände und Füße stülpte Brezel grüne Socken. Als Nächstes kam ein Hula-Hoop-Reifen, den umwickelte sie mit einem grünen Tuch. Sie formten aus Alufolie Sternchen und Lametta.

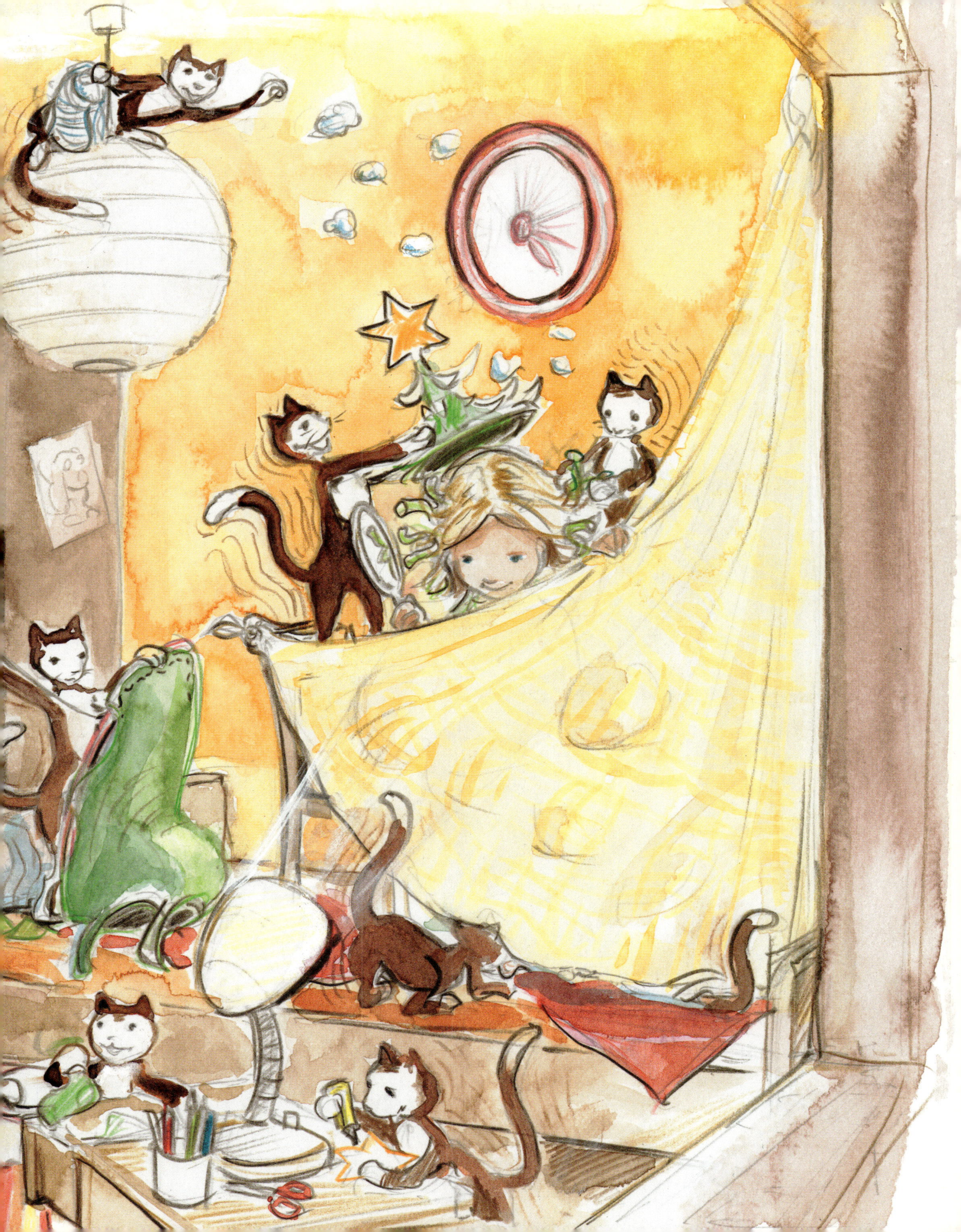

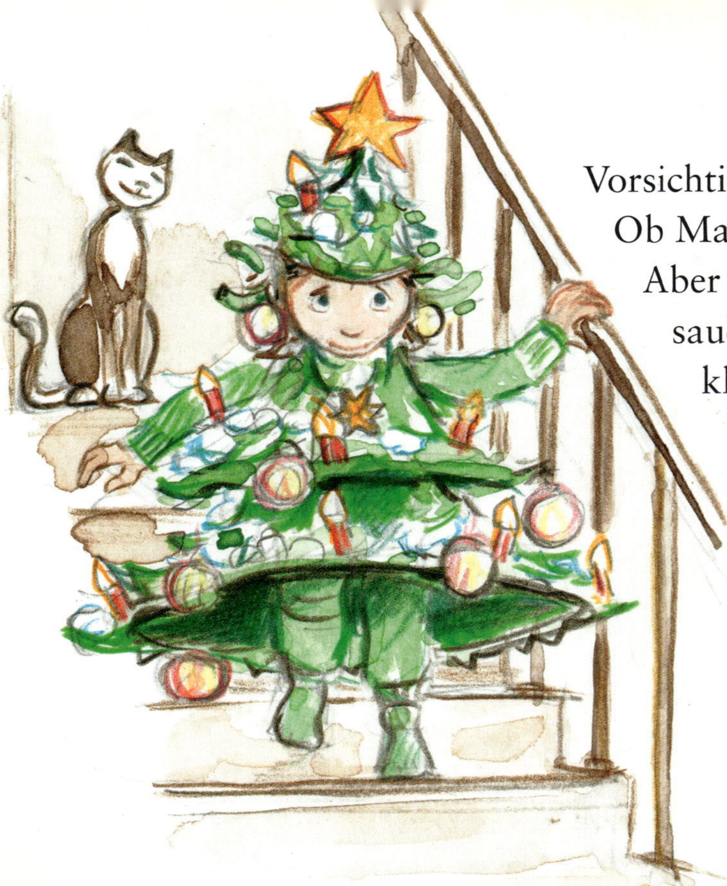

Vorsichtig schlich sie die Treppe herunter. Ob Mama und Papa immer noch sauer waren? Aber Sinas Mama und Sinas Papa waren nicht sauer, sondern so gerührt, dass Papa sogar eine kleine Träne im Augenwinkel hatte.

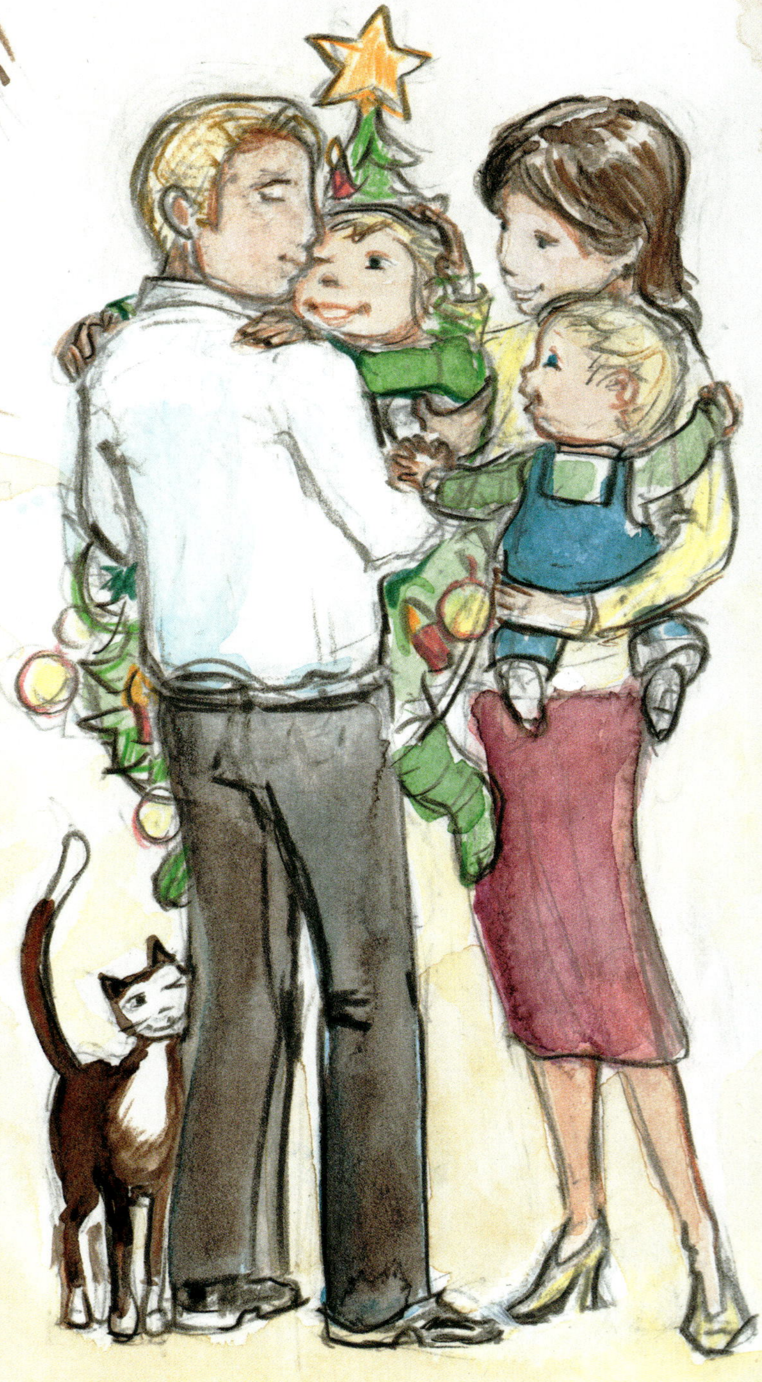

«Du bist ja wohl der schönste Weihnachtsbaum, den ich je gesehen habe», sagte Sinas Mama. Und Sinas Papa nahm sie ganz fest in den Arm und küsste sie, obwohl Sina doch eigentlich ein stachliger Weihnachtsbaum war.

«Tut mir leid, dass ich mit dem kleinen Baum Quatsch gemacht habe. Ich wollte euch eigentlich eine Freude machen», murmelte Sina.

«Das wissen wir», sagten Sinas Mama und Papa. Und sie fanden, dass jetzt alles viel besser war.

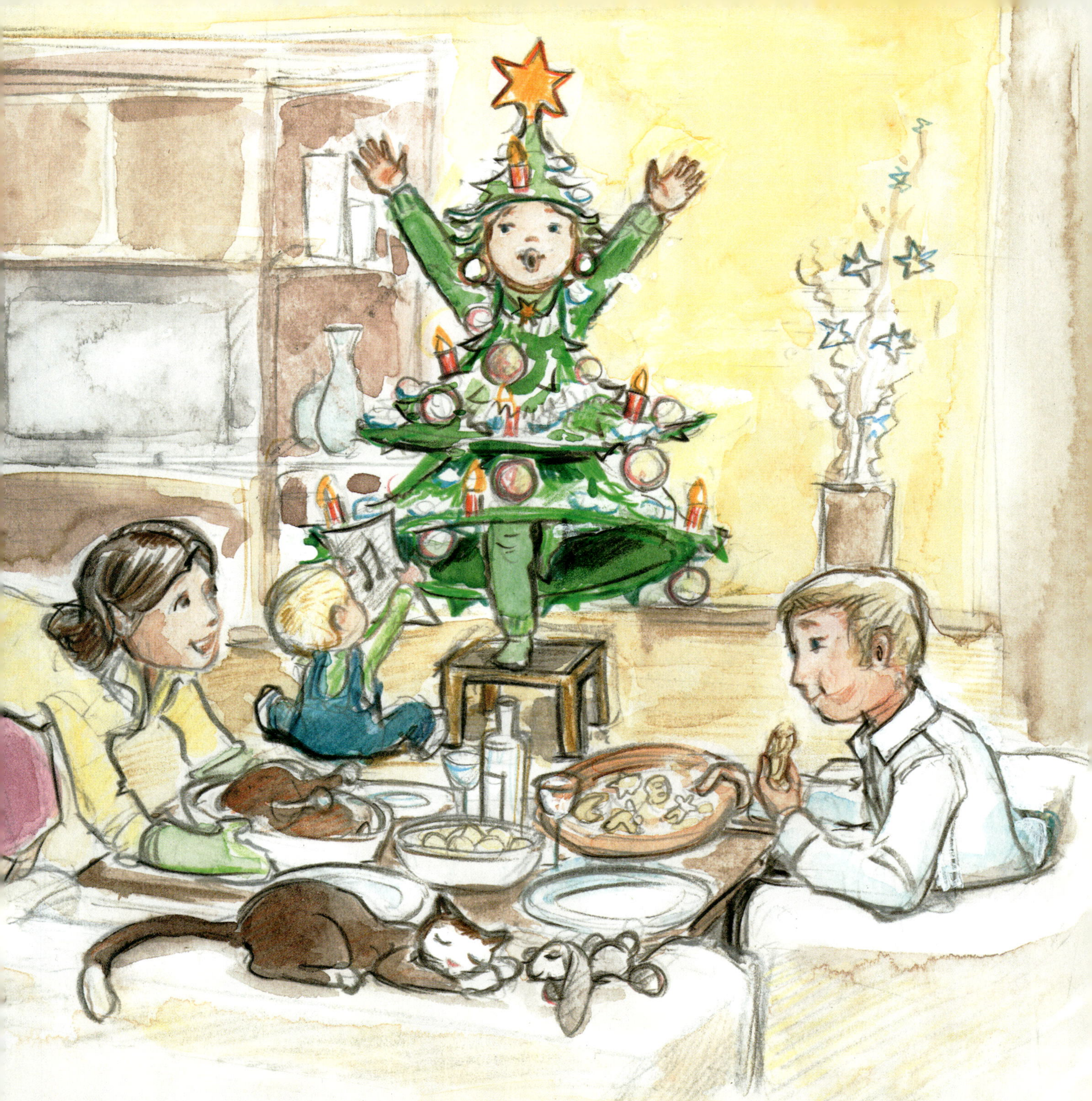

Und dann wurde der Weihnachtsabend doch noch wunderschön. Sina stellte sich ins Wohnzimmer und sang «Oh Tannenbaum» und stand dabei die ganze Zeit auf einem Bein. Anschließend gab es ein köstliches Weihnachtsessen, und Sina bekam neue Glitzerhandschuhe.

Spätabends, als Sina ins Bett gehen wollte, schaute sie noch einmal zum Fenster hinaus.
«Sieh mal, Brezel», flüsterte sie aufgeregt.
Im sanften Mondlicht der Heiligen Nacht hatten sich viele Tiere zu dem Weihnachtsbäumchen geschlichen.
Sie feierten ganz still und mit viel süßer Sahne ihr eigenes kleines Weihnachtsfest.

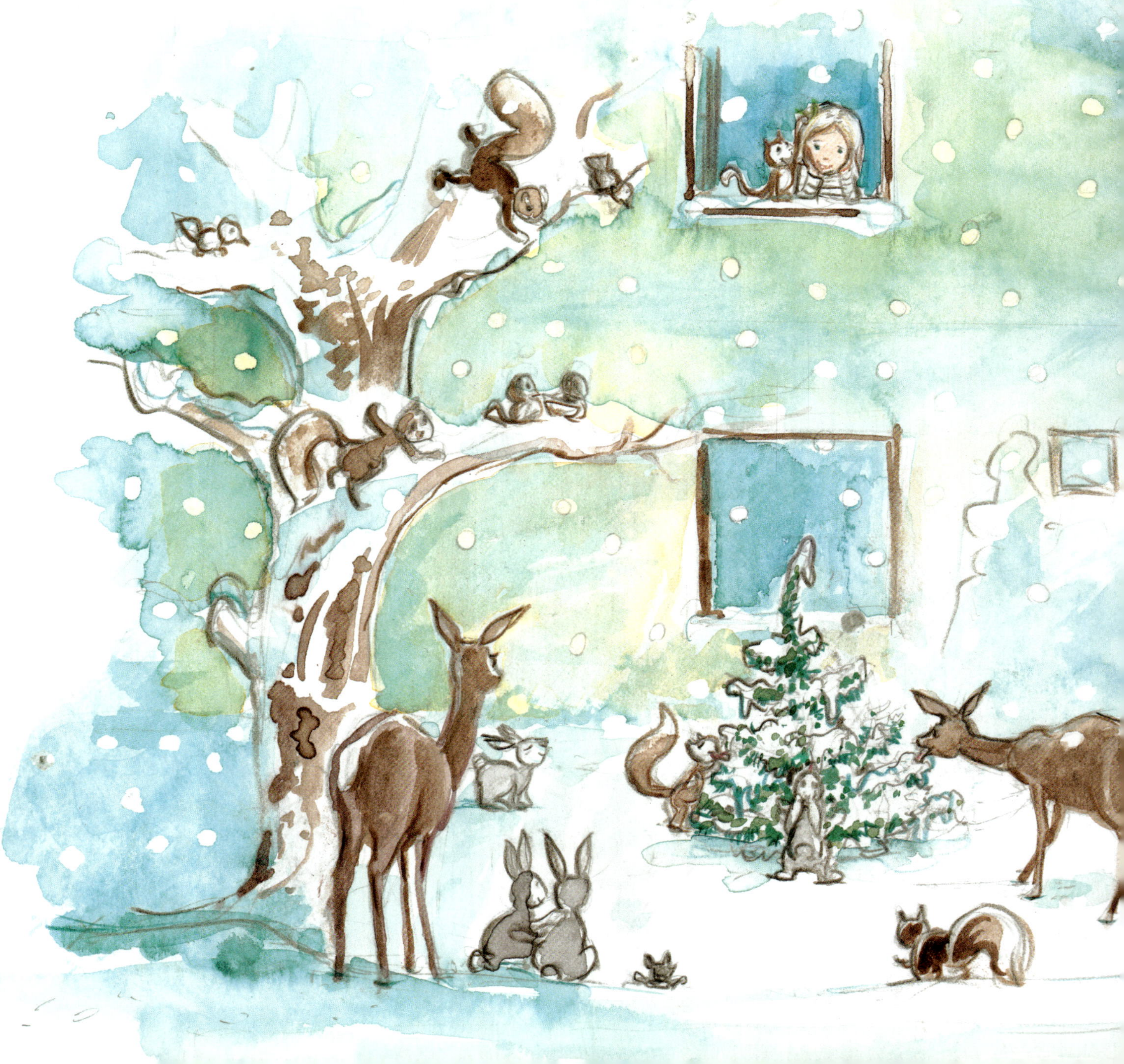

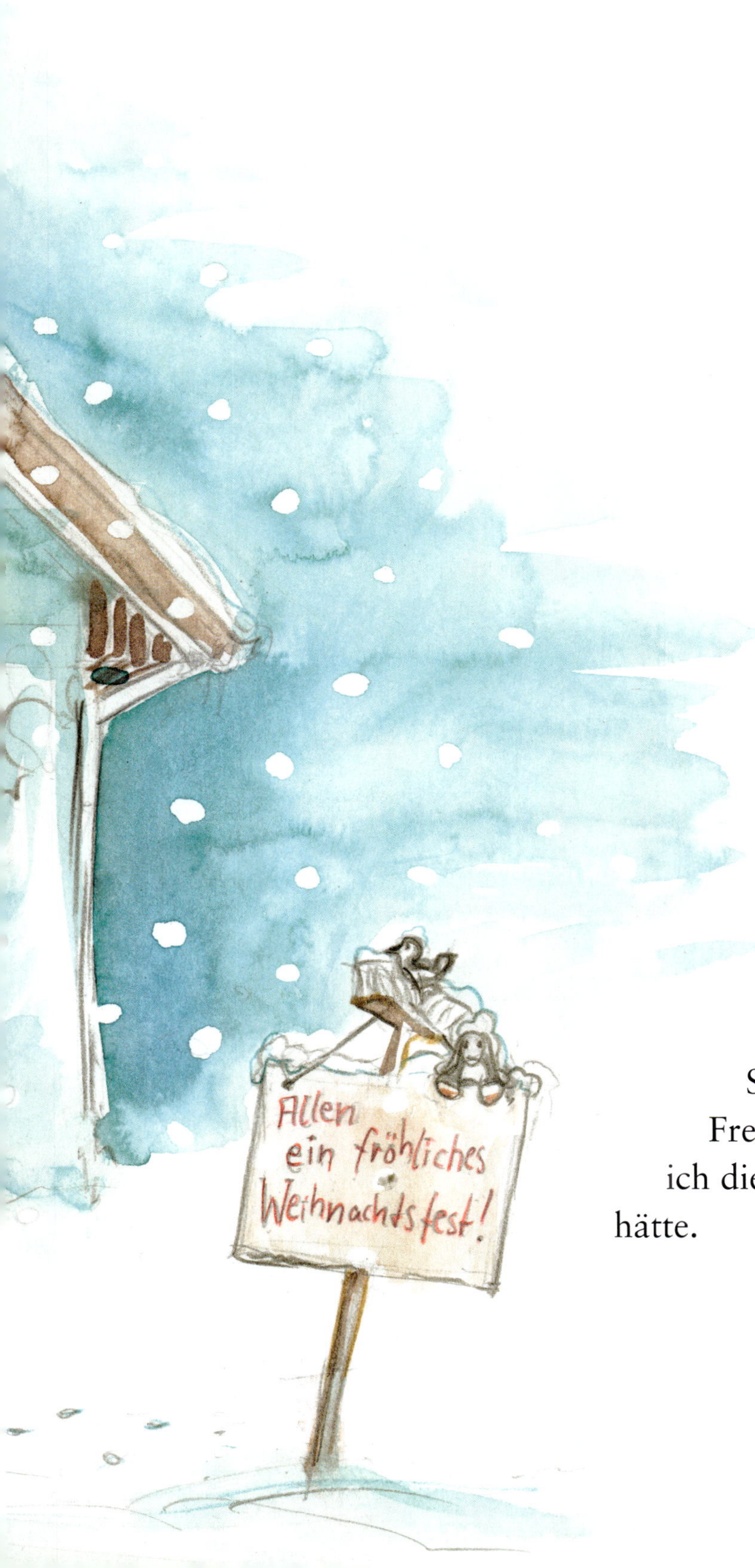

Dank

Ich danke meiner Familie, meinem Mann James, meinen Kindern Christopher, Daniel und Liam. Meinen wunderbaren Freunden, die immer an meiner Seite sind, und besonders meiner Freundin Andrea Walter, ohne die ich dieses Buch nie fertig bekommen hätte.

Tipps für kleine Yogis!

Jetzt willst du bestimmt auch die Übungen ausprobieren, die Brezel Sina gezeigt hat, oder? Ein paar Dinge solltest du beachten, bevor du loslegst:

Am besten übst du Yoga nicht mit vollem Bauch. Mit einem großen Teller Spaghetti im Magen kannst du dich nämlich nicht so gut bewegen. Ungefähr eine Stunde nach dem Essen bist du aber wieder yogafit, und es kann losgehen.

Zieh dir bequeme, leichte Sachen an, dann zwickt es nicht, wenn du die Übungen machst.

Achte immer auf deinen Atem! Bei fast allen Übungen atmest du durch die Nase ein und aus. Bloß nicht die Luft anhalten, sonst wirkt Yoga nicht so gut!

Such dir einen ruhigen, schönen Platz aus, an dem du Yoga machen kannst. Und wenn es warm genug ist, mach das Fenster auf. Frische Luft tut gut!

Wenn du irgendeine Übung noch nicht kannst, macht das überhaupt nichts. Probier sie einfach immer mal wieder aus – irgendwann klappt sie dann garantiert.

Nie vergessen: Beim Yoga geht es nicht darum, der Erste, Beste oder Schnellste zu sein, sondern nur darum, du selbst zu sein!

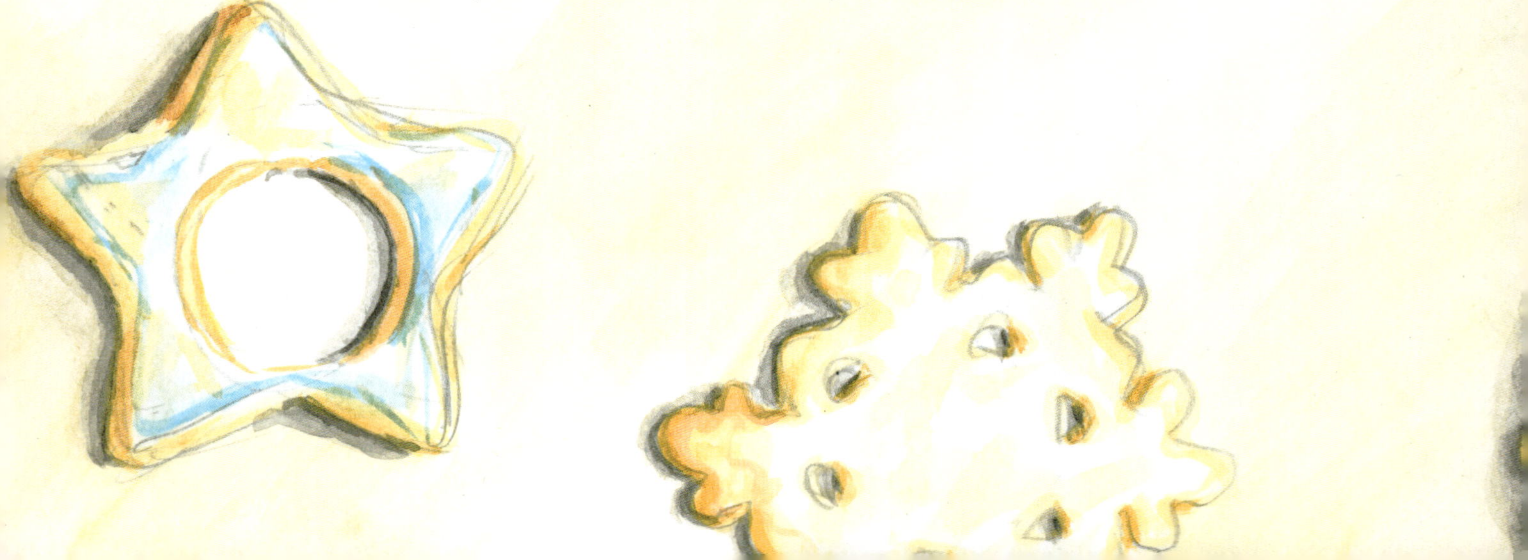

Mutmacher

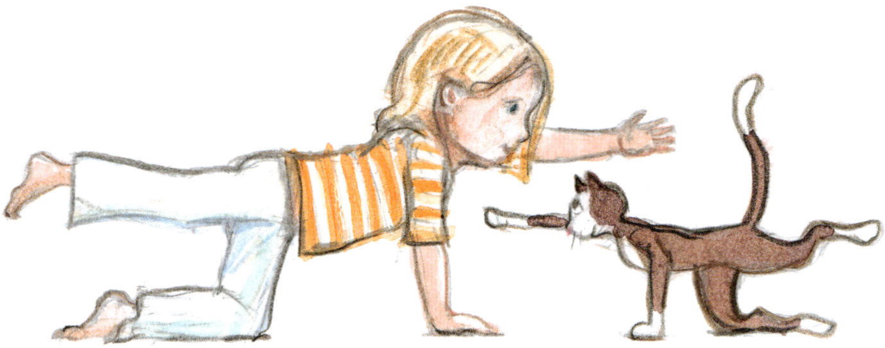

Katzendehnung auf zwei Beinen

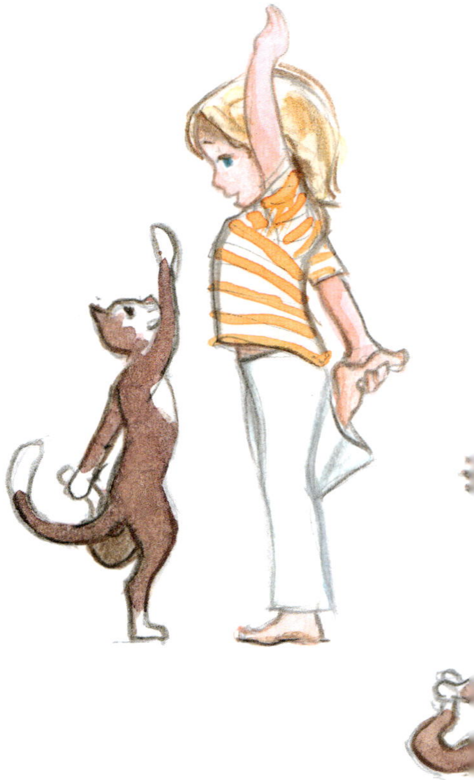

Partne

Dritter Krieger zu zweit

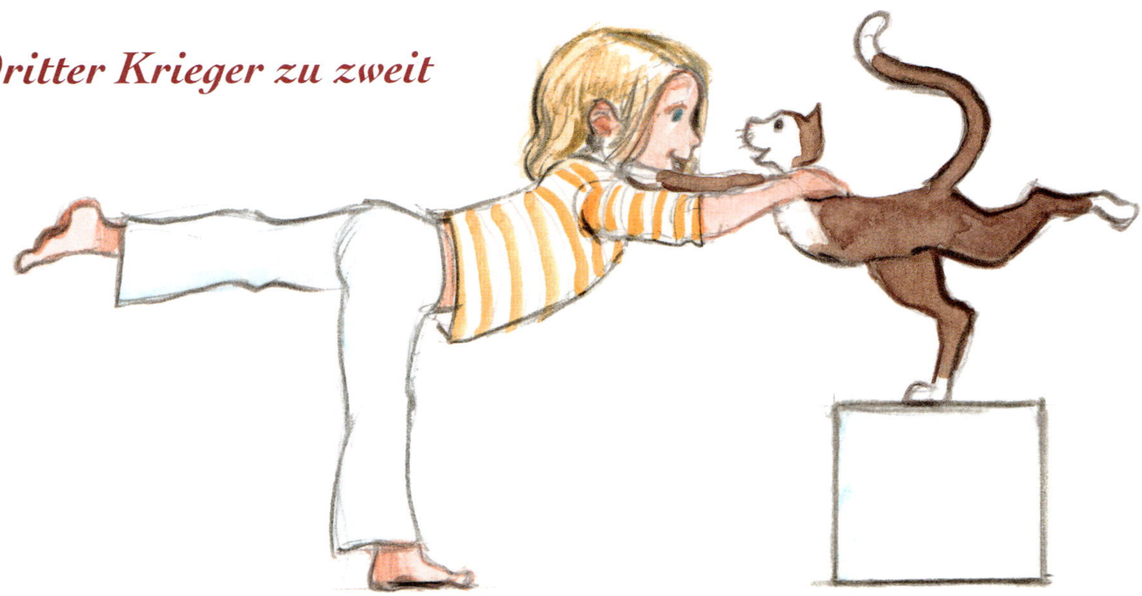

Hockste
zu zw

Herzöffner

Kobra

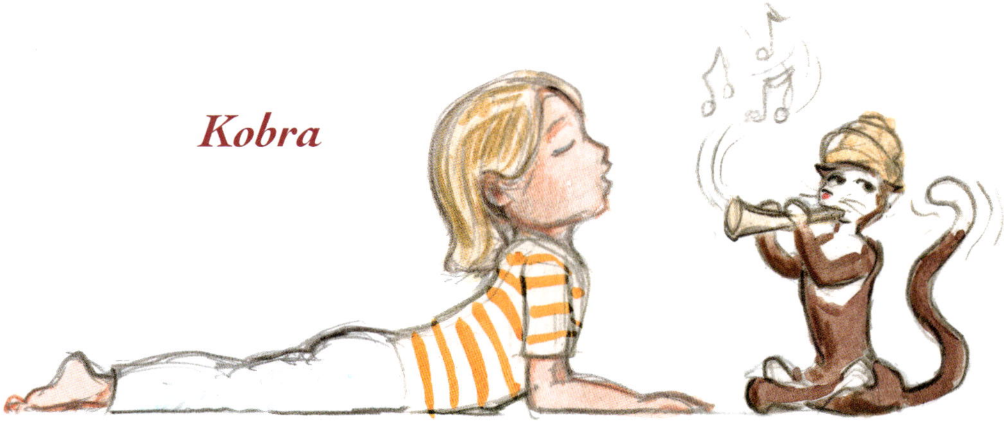

Bog
plus Varia

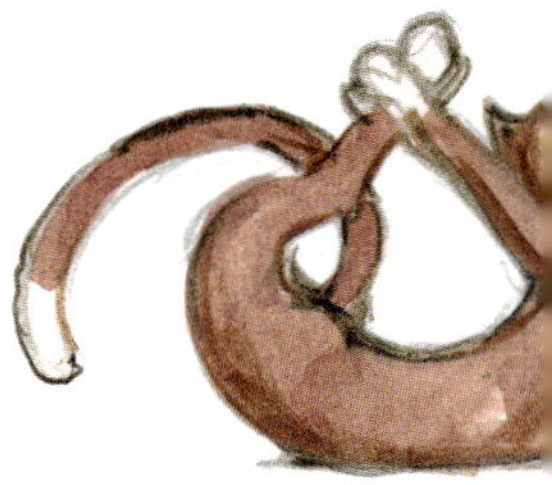

Stimmungs

Frosch

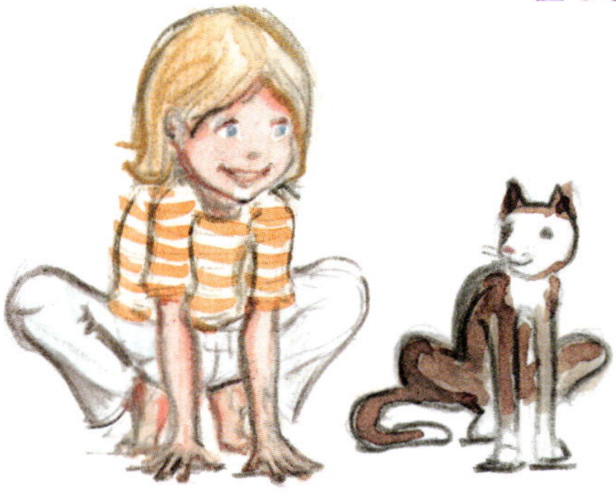

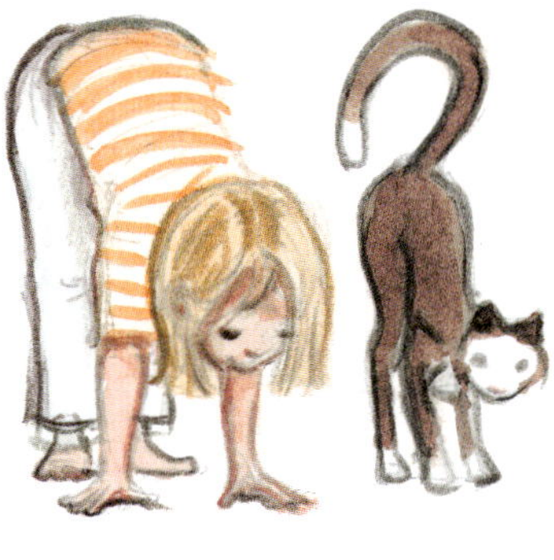

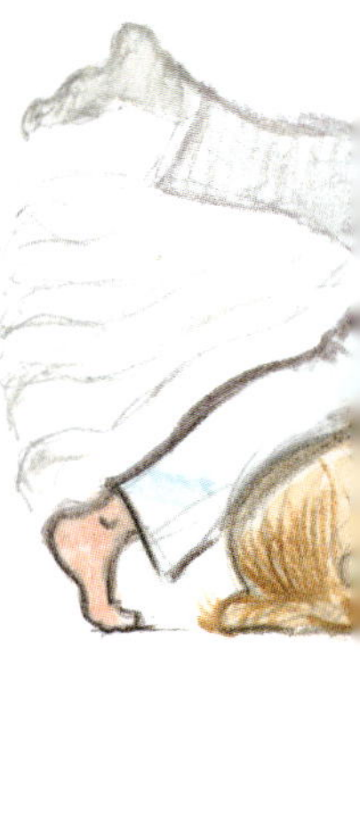